Matthias Gelb | Dina Gelb

ADS/ADHS

Ein Ratgeber für Eltern, Pädagogen und Therapeuten

RATGEBER

für Angehörige, Betroffene und Fachleute

Herausgeber:

DVE
Deutscher Verband
der Ergotherapeuten

Matthias Gelb | Dina Gelb

ADS/ADHS

Ein Ratgeber für Eltern, Pädagogen und Therapeuten

Bibliografische Information der Deutschen Nationalbibliothek

Die Deutsche Nationalbibliothek verzeichnet diese Publikation in der Deutschen Nationalbibliografie; detaillierte bibliografische Daten sind im Internet über http://dnb.d-nb.de abrufbar.

4., überarbeitete Auflage 2020
ISBN 978-3-8248-0521-1
eISBN 978-3-8248-0730-7

Mollweg 2, D-65510 Idstein
Vertretungsberechtigte Geschäftsführer:
Dr. Ullrich Schulz-Kirchner, Nicole Eitel, Martina Schulz-Kirchner
Titelfoto: © photocase.com
Fachlektorat: Reinhild Ferber
Lektorat: Doris Zimmermann
Umschlagentwurf und Layout: Petra Jeck/Susanne Koch
Icons S. 57: © icons8; Mund: https://www.flaticon.com/
Druck und Bindung:
TZ-Verlag & Print GmbH, Bruchwiesenweg 19, 64380 Roßdorf
Printed in Germany

Inhalt

Aus Gründen der besseren Lesbarkeit wird auf die gleichzeitige Verwendung des männlichen und weiblichen Geschlechts verzichtet. Sämtliche Personenbezeichnungen gelten gleichwohl für alle Geschlechter.

| Vorwort des Herausgebers

Die „Ratgeber für Angehörige, Betroffene und Fachleute" vermitteln kurz und prägnant grundlegende Kenntnisse (auf wissenschaftlicher Basis) und geben Hilfestellung zu ausgewählten Themen aus den Bereichen Ergotherapie, Sprachtherapie und Medizin.
Die Autorinnen und Autoren dieser Reihe sind ausgewiesene Fachleute, die seit vielen Jahren als Therapeuten in der Behandlung und Beratung und/oder als Dozenten in der Aus- und Weiterbildung tätig sind. Sie sind jeweils für den Inhalt selbst verantwortlich und stehen Ihnen für Rückfragen gerne zur Verfügung.

ADS/ADHS ist seit geraumer Zeit sowohl in der Öffentlichkeit als auch in Fachkreisen ein umstrittenes Thema. Hier einen sachlichen Überblick sowie Unterstützung für den Alltag zu geben, war Ziel dieser Veröffentlichung. Matthias Gelb, Arzt für Kinder- und Jugendmedizin, und Dina Gelb, Ergotherapeutin, haben in diesem Band „ADS/ADHS" ihre Erfahrung in der Arbeit nicht nur mit Betroffenen, sondern auch deren Angehörigen zusammengefasst. Beide Autoren haben einen Tätigkeitsschwerpunkt in der Behandlung von Kindern und Jugendlichen mit ADS/ADHS, wobei in diese Behandlung, wie auch ausführlich dargestellt, immer auch das persönliche Umfeld der Betroffenen einbezogen werden muss.
In verständlicher Form wird ein Überblick über die Symptomatik, Hintergründe und vor allem die Diagnostik gegeben. So werden die medizinischen Behandlungsinterventionen nachvollziehbar erklärt, aber auch ein Überblick über viele andere Behandlungsmethoden gegeben, die ebenfalls noch im Gespräch sind.
Im zweiten Teil des Buches findet sich eine ausführliche Darstellung der „Planarbeit", eine Hilfestellung vor allem für Eltern, aber auch für andere Personen, die mit den betroffenen Kindern umgehen dürfen. Durch viele Fallbeispiele wird anschaulich erläutert, welche Interventionsmöglichkeiten bestehen, es wird aber auch nicht verschwiegen, dass viel Geduld und Konsequenz im täglichen Zusammenleben notwendig sind.
Wir hoffen, mit diesem Ratgeber dazu beizutragen, dass der alltägliche Umgang mit Kindern mit ADS/ADHS von weniger Schwierigkeiten geprägt ist und so die Belastungen der Betroffenen selbst und deren Angehörigen verringert werden können.

Arnd Longrée
Herausgeber für den DVE

| Einführung

Liebe Leserinnen und Leser,

was veranlasst Sie, diesen Ratgeber zu lesen?
Vermutlich gibt es einen Menschen in Ihrer Umgebung, der von der Diagnose einer ADS/ADHS-Störung betroffen ist oder bei dem dieses Krankheitsbild vermutet wird. Die ADS/ADHS-Störung ist eine Erkrankung, die große Probleme bereiten kann und die, wenn sie nicht behandelt wird, Familien und Einzelschicksale in große Tumulte stürzen kann.

Dieser kleine Ratgeber soll Ihnen Informationen zum Störungsbild ADS/ADHS vermitteln und Ihnen eine erste Hilfestellung geben, das Phänomen zu verstehen und damit umzugehen.
Zunächst eine Begriffsklärung – hinter den Abkürzungen verbergen sich folgende Fachbegriffe:

ADS	Aufmerksamkeitsdefizit-Syndrom bzw.
ADHS	Aufmerksamkeitsdefizit-Hyperaktivitätsstörung

Der Einfachheit halber wird im weiteren Text die Abkürzung ADS/ADHS-Störung verwandt.

Der Ratgeber kann Ihnen Hinweise geben, ob bei Ihrem Kind diese Diagnose vorliegen könnte. Sie können mithilfe dieses Ratgebers aber keine Diagnose stellen! Die Diagnose der ADS/ADHS-Störung kann nur von Kinder- und Jugendärzten und Kinder- und Jugendpsychiatern gestellt werden. Denn die ADS/ADHS-Störung ist ein kompliziertes Krankheitsbild, das einer umfangreichen Diagnostik bedarf.

Zur Geschichte

Auch wenn man den Eindruck gewinnen könnte, dass die Diagnose der ADS/ADHS-Störung in den letzten Jahren explosionsartig zugenommen hat, handelt es sich um ein Störungsbild, das schon seit über 150 Jahren bekannt ist.
Im deutschsprachigen Raum war es vor allem der Frankfurter Psychiater Heinrich Hoffmann, der den Zappelphilipp (Hoffmann 1845) beschrieb. Aber auch in anderen Ländern wurde die ADS/ADHS-Störung beobachtet, wenngleich unter anderen Bezeichnungen wie z. B. „Defekte moralischer Kontrolle“, „Moralisches Irresein“, „zerebrale Neurasthenie“.

So beobachtete der englische Arzt George Still bereits 1902 (Rothenberger 2005) Symptome bei seinen Patienten, die an die ADS/ADHS-Störung erinnern. 1932 beschrieben Kramer und Pollnow (Rothenberger 2005) die Hyperkinetische Erkrankung. Bereits 1937 gab es erste Versuche, die Störung mit Medikamenten zu behandeln.
In den 60er- und 70er-Jahren des vergangenen Jahrhunderts sprach man dann von der Minimalen zerebralen Dysfunktion (MCD), ab den 80er-Jahren wurde die Störung in Aufmerksamkeits-Defizit-Syndrom/Aufmerksamkeits-Defizit-Hyperaktivitäts-Syndrom (ADS/ADHS) umbenannt. Seit 2004 gibt es Europäische Leitlinien zur Diagnostik und Therapie der ADS/ADHS-Störung (s. a. Link-Verzeichnis, S. 68).
Derzeit gibt es für Deutschland die Leitlinie der Arbeitsgemeinschaft ADHS der Kinder- und Jugendärzte e.V. in der aktualisierten Fassung 2009 (www.ag-adhs.de/uploads/Leitlinie2009pdf) und die Leitlinie der Deutschen Gesellschaft für Kinder- und Jugendpsychiatrie 2006 (www.dgkjp.de/publikationen/leitlinien). Diese werden in Zukunft ersetzt werden durch die „Leitlinie ADHS bei Kindern, Jugendlichen und Erwachsenen" – einer gemeinsamen Leitlinie der Fachgruppen der Kinder- und Jugendärzte, der Kinder- und Jugendpsychiater sowie der Psychiater.

In den letzten 10 bis 15 Jahren ist die ADS/ADHS-Störung zunehmend bekannter geworden. Kaum ein Tag vergeht, an dem nicht in den Medien darüber berichtet wird. Es stellt sich die Frage, ob die Störung so rasant zunimmt? Und ob dies eine Folge unserer gesellschaftlichen Entwicklung sein könnte? Aus fachlicher Sicht muss man das eher verneinen!
Vielmehr ist es in den letzten Jahren gelungen, das Thema von seinem Tabu zu befreien und es öffentlich bekannt zu machen. Natürlich besteht hierdurch die Gefahr, dass nun bei jedem Kind, welches in irgendeiner Form zu Hause, im Kindergarten oder in der Schule auffällt, eine ADS/ADHS-Störung vermutet wird. Tatsächlich haben nur wenige dieser Kinder eine ADS/ADHS-Störung! Studien in Deutschland lassen den Schluss zu, dass in der Bundesrepublik ungefähr 4 % aller Kinder und Jugendlichen unter einer ADS/ADHS-Störung leiden. Diese Ergebnisse entsprechen dabei einem internationalen Durchschnitt.

Das Auftreten einer ADS/ADHS-Störung hat unter Kindern und Jugendlichen in den letzten Jahren nicht zugenommen, sondern sie wird heute häufiger erkannt und behandelt.

ADS/ADHS – Was ist das überhaupt?

Symptomatik

Unter einer ADS/ADHS-Störung versteht man ein Krankheitsbild, welches sich durch drei Hauptsymptome auszeichnet:

- **Unaufmerksamkeit:** Die Betroffenen zeigen einen erheblichen Mangel an Ausdauer bei Leistungsanforderungen, und die Kinder/Jugendlichen haben die Neigung, die Aktivität oder Aufgabe zu wechseln, ohne sie beendet zu haben.
- **Motorische Unruhe/Hyperaktivität:** Die Kinder/Jugendlichen zeigen eine erhebliche Unruhe, können nicht still sitzen, zappeln. Jugendliche und ältere Kinder berichten oft über ein Gefühl des inneren Getriebenseins.
- **Impulsivität:** Die Kinder/Jugendlichen neigen zu motorischen und/oder sprachlichen Ausbrüchen, die nicht in das aktuelle soziale Umfeld und in die Situation passen.

Verschiedene Wissenschaftler, wie z. B. Russel A. Barkley (Barkley 2010), verwenden weitere Begriffe, um die Symptomatik zu beschreiben, z. B. ungenügende Verhaltenshemmung sowie Unbeständigkeit.

Kriterien zur Diagnose

Um die Diagnose einer ADS/ADHS-Störung zu stellen, müssen folgende Punkte erfüllt sein:

- Die Symptome sind vor dem 7. Lebensjahr aufgetreten.
- Die Beeinträchtigung umfasst mindestens zwei soziale Umfelder (z. B. Schule und Zuhause).
- Die schulische, soziale und berufliche Entwicklung ist gestört.
- Andere Erkrankungen und Störungen lassen sich ausschließen.
- Die Verhaltensauffälligkeiten treten über eine Dauer von mindestens 6 Monaten auf.
- Die Auffälligkeiten liegen deutlich über dem altersgerechten Maß gesunder Kinder.

Bei zwei Dritteln aller betroffenen Kinder und Jugendlichen treten erschwerend weitere Störungen hinzu, wie z. B. Lese-Rechtschreibschwäche, Tics, Störungen des Sozialverhaltens, emotionale Störungen.

Nicht alle Kinder und Jugendliche, die unaufmerksam, unkonzentriert oder impulsiv sind, haben eine ADS/ADHS-Störung. Nur durch eine sorgfältige und fachgerechte Diagnostik lassen sich die tatsächlich Betroffenen herausfinden.

Für die tatsächlich Betroffenen ist es wichtig, dass die ADS/ADHS-Störung festgestellt wird, denn in der Regel benötigen sie Hilfe von Eltern, Lehrern, Ärzten und Therapeuten. Bleibt diese Hilfe aus, so muss man damit rechnen, dass die Kinder und Jugendlichen unter den Folgen ein Leben lang zu leiden haben (Barkley 2010).

Klassifikationssysteme

ADS/ADHS-Störung kann durch zwei Klassifikationssysteme genauer bestimmt werden. Die amerikanischen Richtlinien des Diagnostischen und Statistischen Manuals Psychischer Störungen DSM-IV (Saß et al. 2003) beschreiben folgende drei Varianten:

- ADS/ADHS-Störung vom Mischtyp, d. h. Aufmerksamkeitsstörung und Hyperaktivität/Impulsivität stellen sich gleichrangig dar.
- ADS/ADHS-Störung vom hyperaktiven-impulsiven Typ, d. h. hier dominieren die Hyperaktivität und Impulsivität.
- ADS/ADHS-Störung vom vorwiegend unaufmerksamen Typ, d. h. hier dominiert die Unaufmerksamkeit.

Die europäische Klassifizierung nach der Internationalen Klassifikation psychischer Störungen ICD-10 (Dilling et al. 2011) unterscheidet dagegen zwei Typen der Störung:

- Einfache Aufmerksamkeits-Hyperaktivitätsstörung mit Aufmerksamkeitsstörung, Hyperaktivität und Impulsivität.
- Hyperkinetische Störung des Sozialverhaltens mit Aufmerksamkeitsstörung, Hyperaktivität, Impulsivität und Störung des Sozialverhaltens.

Die unterschiedlichen Klassifikationsweisen erschweren es Laien, das Störungsbild zu verstehen (Tab. 1). Zumal auch bei manchen Kindern und Jugendlichen zu beobachten ist, dass die Symptome in ihrer Stärke und Ausprägung in verschiedenen sozialen Zusammenhängen unterschiedlich sind. So kann ein Kind zu Hause hyperaktiv und impulsiv sein und in der Schule, die eine klare Struktur hat, wird es lediglich als unaufmerksam erlebt.

Tab. 1: Vergleich der diagnostischen Einteilungen der ADS/ADHS-Störung nach dem DSM-IV und dem ICD-10

Diagnosen DSM-IV	Diagnosen ICD-10
ADHS Mischtyp	Einfache Aufmerksamkeits- und Aktivitätsstörung
ADHS vorwiegend unaufmerksamer Typ	Hyperkinetische Störung des Sozialverhaltens
ADHS vorwiegend hyperaktiv-impulsiver Typ	

Außerdem werden durch die strengen Diagnosekriterien verschiedene Aspekte nicht erfasst. So können z. B.

- Kinder vor dem 7. Lebensjahr nicht berücksichtigt werden.
- Nach den offiziellen Diagnosekriterien handelt es sich bei der ADS/ADHS-Störung um eine Erkrankung von Kindern und Jugendlichen im Schulalter (6–18 Jahre). Da man heute davon ausgeht, dass es sich um eine neurobiologische Störung handelt, beeinträchtigt sie die Betroffenen jedoch in der Regel schon im Vorschulalter und bis ins Erwachsenenalter.
- Ebenso werden Kinder/Jugendliche mit Behinderungen nicht berücksichtigt.
- wie auch jene, die aus vielfältigen Gründen nur einen Teil der Symptome zeigen, jedoch trotzdem eine ADS/ADHS-Störung haben (Abb. 1).

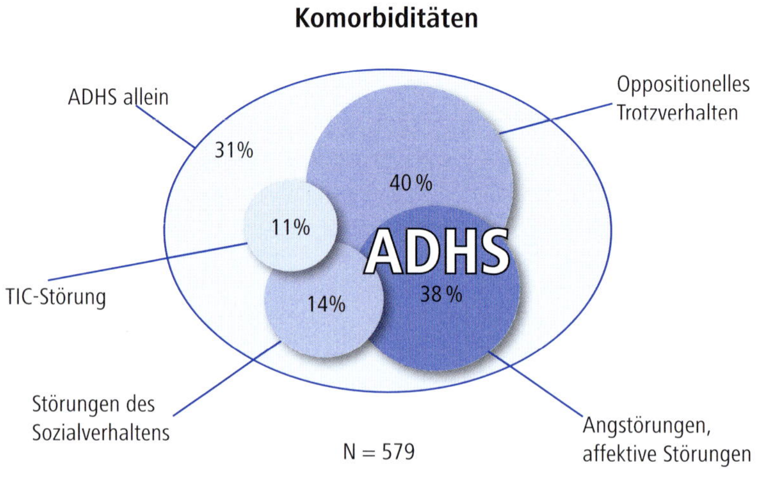

Abb. 1: Auftretenshäufigkeit von ADS/ADHS mit verschiedenen Begleiterkrankungen (nach: Jensen P.S. et al. 1999)

Obwohl die ADS/ADHS-Störung wohl eines der am besten erforschten psychiatrischen Krankheitsbilder ist, ist unser Wissen über die Erkrankung nur bruchstückhaft. Neben den Aufmerksamkeitsproblemen und der Hyperaktivität sind die mangelhaften bis fehlenden Impuls- und Verhaltenskontrollen weitere Symptome der Störung. Es ist jedoch bisher unbekannt, wie diese Symptome zustande kommen und zusammenwirken.

Ein weiteres Phänomen, das Menschen mit einer ADS/ADHS-Störung beeinträchtigt, ist ihre mangelnde Fähigkeit, gesammelte Erfahrungen auf zukünftige Ereignisse anzuwenden. Diese Fähigkeit spielt sich in einem inneren Zeitfenster von Vergangenheit, Gegenwart und Zukunft ab. Bei Menschen mit einer ADS/ADHS-Störung scheint dieses deutlich kürzer zu sein. Hierdurch lässt sich erklären, dass es Kindern mit einer ADS/ADHS-Störung sehr schwer fällt, aus den eigenen Fehlern und Missgeschicken Schlüsse zu ziehen, die bei zukünftigen Handlungen zum Tragen kommen (Barkely 2010).

Ursachen der ADS/ADHS-Störung

Es gibt eine Vielzahl von Erklärungsansätzen für das Entstehen einer ADS/ADHS-Störung, jedoch konnten bisher noch keine eindeutigen Ursachenzusammenhänge gefunden werden. Man vermutet heute, dass verschiedene Ursachen bei der Entstehung dieser Krankheit zusammenwirken. Betroffene Eltern erhalten zum Teil sehr widersprüchliche Informationen und Ratschläge, worauf die Störung zurückzuführen ist und wie man sie behandeln kann. Eine kritische Auseinandersetzung mit den Erklärungsansätzen, die in Fachkreisen diskutiert werden und die teilweise sehr umstritten sind, ist von daher nötig.

Genetische Störung

Verschiedene wissenschaftliche Untersuchungen und Analysen haben ergeben, dass bei einer ADS/ADHS-Störung die Vererbung eine Rolle zu spielen scheint.
So erhöht sich das Risiko bei Geschwistern um das Zwei- bis Vierfache, wenn bereits ein Kind der Familie erkrankt ist. Auch die Betroffenheit der Eltern scheint das Risiko der Kinder, selbst betroffen zu sein, zu erhöhen. Untersuchungen an ein- und zweieiigen Zwillingen weisen ebenfalls auf einen erblichen Faktor hin (Lehmkuhl 2009).

Neurobiologische Störung

Im vorderen und im hinteren Bereich unseres Großhirns befinden sich die beiden Zentren, die für Aufmerksamkeitsleistungen zuständig sind. Um Informationen im Gehirn zu transportieren, benötigt dieses spezielle Botenstoffe, sogenannte Neurotransmitter. Diese stehen Menschen mit einer ADS/ADHS-Störung nicht in ausreichender Menge in den entsprechenden Gehirnregionen zur Verfügung. Hier setzt die medikamentöse Therapie an. Zur Diagnostik einer ADS/ADHS-Störung können diese Erkenntnisse nicht herangezogen werden.

Allergien und Ernährung

Vor einigen Jahren wurde bei der Erforschung und Therapie der ADS/ADHS-Störung vermutet, dass die Erkrankung einen Zusammenhang mit Nahrungsmittelunverträglichkeiten oder Mangelzuständen im Gehirn habe. Es wurden Therapieansätze entwickelt (z. B. die Feingold-Diät, die phosphatfreie Ernährung, Verzicht auf Farb- und Geschmacksstoffe, zuckerfreie Ernährung), mit deren Hilfe man annahm, die Störung beherrschen zu können. Umfangreiche Folgeuntersuchungen haben bisher gezeigt, dass Nahrungsumstellungen und Nahrungsergänzungen keine ausreichenden Therapien bei einer ADS/ADHS-Störung darstellen.

Störung des Gleichgewichts

Bei diesem Erklärungsversuch handelt es sich um die Theorie des amerikanischen Neurologen Dr. Harold Levinson. Davon ausgehend, dass die ADS/ADHS-Störung auf einer Störung im Gleichgewichtssinn des Innenohrs beruhe, empfiehlt er die Einnahme eines frei verkäuflichen Medikaments gegen Übelkeit und Erbrechen. Die von ihm angegebene hohe Erfolgsquote von mehr als 70 % ließ sich bisher wissenschaftlich nicht belegen.
Im Gegenteil: Nach den neuesten wissenschaftlichen Erkenntnissen geht man davon aus, dass das Gleichgewichtsorgan im Innenohr keinen Einfluss auf z. B. Aufmerksamkeit, Konzentration, Impulsivität hat (Barkley 2010).

Umweltfaktoren

Umwelteinflüsse werden ebenfalls immer wieder zur Erklärung für die ADS/ADHS-Störung herangezogen. Auch wenn hier Zusammenhänge nicht gänzlich auszuschließen sind, wurde eine wissenschaftlich gesicherte Erkenntnis bisher für keinen der diskutierten Faktoren, z. B. Umweltgifte, Zusatzstoffe in Lebensmitteln, erbracht.
Dies gilt auch für die modernen elektronischen Medien, z. B. Fernsehen und Computerspiele, deren Nutzung immer wieder mit Blick auf das Störungsbild problematisiert wird.

Jäger-Sammler-Theorie

Einen eher anthropologischen Erklärungsansatz vertritt der Autor Thom Hartmann (Hartmann 2004). Er geht davon aus, dass es unter den Menschen zwei Typen gibt, die Jäger und die Sammler/Bauern. In der Menschheitsgeschichte haben die Sammler/Bauern immer dann einen Vorteil, wenn es stabile klimatische Verhältnisse gibt. Sie können in kurzer Zeit ausreichend Nahrungsmittel produzieren und lagern, haben somit Zeit für die Entwicklung von kulturellen und sozialen Errungenschaften. Die Jäger sind in Zeiten unsicherer klimatischer Situationen, wie z. B. Beginn einer Eiszeit, der überlegene Typus, denn sie können sich rasch auf veränderte klimatische Bedingungen einstellen. Der Autor vertritt die These, dass Menschen mit einer ADS/

ADHS-Störung eher dem Jäger-Typus entsprechen und in den derzeitigen stabilen klimatischen Verhältnissen mit Anpassungsstörungen zu kämpfen haben.

Zusammenfassend kann man heute sagen, dass ADS/ADHS-Störung eine Erkrankung ist, bei deren Entstehung verschiedene Ursachen (z. B. genetische und neurobiologische Faktoren, Umwelteinflüsse) zusammenwirken. Auf jeden Fall wird sie nicht durch eine „falsche" Erziehung verursacht.

Diagnostik

Einführung

Erst durch eine sorgfältige Diagnostik lässt sich die ADS/ADHS-Störung erkennen und behandeln. Bei der Diagnostik ist eine strukturierte Vorgehensweise nötig, um eventuell vorhandene Teilleistungsstörungen, aber auch mögliche Differenzialdiagnosen zu erfassen. In aller Regel kostet die Diagnostik Zeit und ist nicht mit einem Gespräch und/oder dem Ausfüllen von Fragebögen erledigt.

Auch wenn Sie als Eltern dringend nach einer Antwort suchen, ob Ihr Kind unter einer ADS/ADHS-Störung leidet, bleiben Sie geduldig und lassen Sie zu, dass eine sorgfältige Diagnostik durchgeführt wird – auch wenn diese Zeit kostet und mit Wartezeiten verbunden ist.

Der im Folgenden aufgeführte Katalog möglicher diagnostischer Maßnahmen ist sehr umfassend. Es ist davon auszugehen, dass nicht alle Betroffenen den kompletten diagnostischen Weg durchlaufen müssen. Die gesamte Diagnostik und ihre Ergebnisse sollten bei dem behandelnden Arzt zusammengeführt werden, der dann die Therapie mit den Eltern abstimmt und veranlasst.

Die Krankengeschichte

Das erste Gespräch der Eltern mit dem Arzt kann mit dem betroffenen Kind oder ohne es stattfinden. Wird das Erstgespräch ohne das Kind geführt, hat dies den Vorteil, dass ungezwungener und offener über die Problematik gesprochen werden kann. Das kann hilfreich sein, wenn es schon zu massiven Erziehungsproblemen und Konflikten gekommen ist. Auch die Eltern können manchmal über ihre eigene Vorgeschichte freier und leichter erzählen, wenn das Kind nicht dabei ist.
Ein Nachteil bei einem Erstgespräch ohne Kind ist aber, dass sich das Kind möglicherweise ausgeschlossen fühlt. Beide Vorgehensweisen, aber auch eine Kombination davon, sind denkbar und sollten vor dem Erstgespräch überdacht werden.

Zunächst wird die Krankengeschichte des Kindes bzw. Jugendlichen erhoben, d.h. es wird sowohl darüber gesprochen, welche Schwierigkeiten aktuell vorhanden sind als auch wie die Entwicklung des Kindes verlaufen ist. Eine Vorbereitung auf das Gespräch ist von daher sinnvoll.

Am besten sollten vorhandene Unterlagen des Kindes mitgebracht werden, z. B.

- der Impfpass
- das Vorsorgeheft
- der Mutterpass
- persönliche Notizen zur Entwicklung des Kindes

Um die eigene Erinnerung an die Entwicklung des Kindes aufzufrischen, kann es hilfreich sein, frühere Videoaufnahmen oder auch ein eventuell vorhandenes „Kinder-Tagebuch" noch einmal anzusehen. Wenn Vorbefunde und diagnostische Ergebnisse, die sich auf eine ADS/ADHS-Störung beziehen, vorhanden sind, sollten diese beim Erstgespräch genannt werden. Noch besser ist es dann, diese Befunde zu beschaffen. Hierzu müssen die Erziehungsberechtigten den anderen Arzt informieren und diesem eine Einverständniserklärung zur Weitergabe der Daten geben. So werden dem Kind bzw. Jugendlichen unnötige Doppel-Untersuchungen erspart und Zeitverzögerungen verhindert.

Eigenanamnese

Hierbei wird der Entwicklungsverlauf des Kindes bis zum heutigen Tag betrachtet. Gefragt wird z. B. nach der Schwangerschaft und deren Verlauf, nach der Geburt und der unmittelbaren Zeit danach, nach Trink-, Schlaf- oder Schreistörungen. Die „Meilensteine der Entwicklung" werden erfasst, z. B. wann konnte das Kind laufen, sprechen und wann konnte es seinen Stuhl und Urin kontrollieren. Unterstützend ist, wenn Ergebnisse der Kindervorsorgeuntersuchungen vorliegen. Es sollte darüber informiert werden, ob das Kind schon einmal Physiotherapie, Logopädie oder Ergotherapie erhalten hat. Berichte dieser Behandlungen sollten vorliegen. Weitere Informationen betreffen schwere Erkrankungen, häufige Verletzungen wie Platzwunden, Knochenbrüche, Krankenhausaufenthalte und Operationen.

Sozialanamnese

Die Sozialanamnese ist besonders wichtig, aber auch besonders schwer zu erfassen. Hier geht es darum, zu sammeln, welche Auffälligkeiten und Schwierigkeiten im Kontakt mit andern Menschen beim Kind zu beobachten waren. Dabei können „unangenehme" Fragen gestellt werden, z. B. auch nach der sozialen Situation und dem Verhalten von Eltern, Geschwistern oder anderen Verwandten. Informationen über die Situation und das Miteinander in der Familie sind jedoch besonders hilfreich, um das soziale Verhalten zu beurteilen.
Wichtig ist auch zu wissen, ob die Eltern oder andere Verwandte in der eigenen Kindheit und Jugend ähnliche Probleme hatten wie nun der Nachwuchs. Erwähnenswert sind z. B. Schulprobleme, erschwerte Berufsausbildung und -ausübung, psychische Erkrankungen oder Suchterkrankungen der Eltern.

Fragen zum sozialen Verhalten des Kindes z. B. zu Hause, in der Schule, im Freundeskreis oder im Sportverein werden gestellt, beispielsweise

- kommt es mit anderen Kindern zurecht
- kann es mit ihnen spielen oder kommt ein gemeinsames Spiel gar nicht zustande
- gibt es häufig Streit und Ärger

Es kann sinnvoll sein, sich Informationen bei den Erzieherinnen aus der Kindergartenzeit zu beschaffen. Eine Vielzahl an Fragen richtet sich an die Lehrer des Kindes, z. B. zum Leistungsstand des Kindes, seine Rolle in der Klasse, sein Verhalten während des Unterrichtes und in der Pause. Ebenso wird erfasst, ob es schulische Maßnahmen gab, um dem Kind zu helfen, z. B. Gespräche mit dem Beratungslehrer oder Schulpsychologen, Überprüfung der Schulfähigkeit. Wenn Erzieherinnen oder Lehrer direkt ein Gespräch mit dem behandelnden Arzt führen, muss die Einverständniserklärung der Erziehungsberechtigten vorliegen.
Auch andere Personen aus dem Umfeld können mit Einverständnis der Erziehungsberechtigten hier einen Beitrag leisten, z. B. Großeltern, Sporttrainer.

Körperliche und neurologische Untersuchung

Hierbei wird das Kind vom Arzt umfassend körperlich untersucht. Erfasst werden z. B. Größe, Gewicht, Blutdruck, Schilddrüsenveränderungen, körperliche Auffälligkeiten, die auf eine syndromale Erkrankung hindeuten.
Ebenso gehört eine neurologische Untersuchung dazu, bei der z. B. die Reflexe, das Gleichgewichtssystem, die Wahrnehmung und die Koordination berücksichtigt werden. Hören und Sehen sollten vom Facharzt geprüft werden (s. „Elektrokardiogramm" und „Augenärztliche Untersuchung", S. 22).
Auch wenn die Untersuchungen gerade älteren Kindern und Jugendlichen unangenehm und peinlich sind, sollte man sie trotzdem von der Notwendigkeit überzeugen.

Blutuntersuchung

Eine ADS/ADHS-Störung lässt sich nicht im Blut nachweisen. Trotzdem kann diese Untersuchung sinnvoll sein, um z. B. die Schilddrüsenfunktion abzuklären bzw. etwaige Mangelzustände auszuschließen. Eine Blutuntersuchung sollte in jedem Fall vor dem Beginn einer medikamentösen Therapie erfolgen, damit man Ausgangslaborwerte hat und ggf. bei einer späteren medikamentösen Therapie Nebenwirkungen der Arzneimittel erfassen kann.

Elektrokardiogramm (EKG)

Ein Elektrokardiogramm wird für die Diagnose einer ADS/ADHS-Störung nicht benötigt. Es sollte jedoch erfolgen, wenn eine medikamentöse Maßnahme im Raum steht oder zumindest für die Zukunft nicht ausgeschlossen werden kann.

Augenärztliche Untersuchung

In begründeten Fällen sollte auch eine augenärztliche Untersuchung durchgeführt werden, um Sehstörungen als Ursache oder Mitursache auszuschließen.

Untersuchung beim Hals-Nasen-Ohren-Arzt bzw. Pädaudiologische Untersuchung

Der Hals-Nasen-Ohren-Arzt sollte eine routinemäßige Untersuchung und eine gängige Hörprüfung durchführen. Hierdurch lassen sich jedoch nicht alle möglichen Störungen wie z. B. das Phänomen der „zentralen Fehlhörigkeit" zuverlässig erfassen. Bei der „zentralen Fehlhörigkeit" fällt es dem Menschen schwer, aus einer Anzahl an Geräuschen dasjenige Geräusch „herauszuhören", welches für ihn Bedeutung hat. Den Betroffenen gelingt es nicht, die nicht relevanten Geräuschsignale „auszublenden". Kinder, denen das Zuhören schwerfällt, können unter einer ADS/ADHS-Störung, aber auch an einer „zentralen Fehlhörigkeit" leiden. Diese wird in der sogenannten pädaudiologischen Untersuchung erfasst. Dies ist eine sehr zeit- und kostenintensive Untersuchung, die nur an wenigen Orten in der Bundesrepublik angeboten wird (s. a. Link-Verzeichnis, S. 68).

Elektroenzephalogramm (EEG)

Auch eine Ableitung der Hirnströme mittels EEG kann eine sinnvolle Untersuchung im Rahmen der Diagnostik sein. So können Krampfleiden ausgeschlossen werden, deren Symptome (z. B. bei der Rolando-Epilepsie) einer ADS/ADHS-Störung ähnlich sind. Nebenbefundlich, das heißt, ohne dass dies eine Behandlung nach sich ziehen würde, findet sich bei den ADS-Kindern immer wieder ein etwas unregelmäßiges, unreifes EEG.

Bildgebende Verfahren

Bildgebende Untersuchungen wie die Computertomografie (CT), Magnet-Resonanz-Tomografie (MRT) oder Positronen-Emissions-Tomografie (PET) werden bei der Diagnostik der ADS/ADHS-Störung nicht routinemäßig eingesetzt. In den USA wurden in den letzten Jahren erste experimentelle bildgebende Untersuchungen mit Kindern, die eine ADS/ADHS-Störung haben, mit interessanten Ergebnissen vorgenommen. Es bleibt abzuwarten, ob die weitere Forschung dazu führt, dass diese Untersuchungen in die Diagnostik einbezogen werden.

Testverfahren

Psychologische Testverfahren dienen dazu, Fähigkeiten und Einschränkungen abzuklären, wie z. B. Intelligenz, Konzentrationsfähigkeit, visuelle Wahrnehmung, Lese-Rechtschreibschwäche. Es gibt jedoch keine spezifischen Testverfahren, mit denen sich eine ADS/ADHS-Störung feststellen ließe. Durch einen Test bekommt man eine Momentaufnahme davon, was das Kind bzw. der Jugendliche zum Zeitpunkt der Testdurchführung leisten konnte. Verschiedene Faktoren können das Testergebnis beeinflussen, z. B.:

- die Art der Tests, so werden computergestützte Tests von vielen Menschen hoch motiviert durchgeführt mit entsprechend guten Ergebnissen
- der Zeitpunkt der Testung
- der Umfang des Tests
- die Art der Testdurchführung als Einzel- oder Gruppentest
- Test-„Marathons", d. h. die Durchführung mehrerer Testverfahren
- die Konsequenz, mit der die Testanweisung eingehalten wird.

Natürlich ist es sinnvoll, dass immer die aktuellste Fassung eines Testverfahrens eingesetzt wird. Außerdem lassen sich Tests nur dann sinnvoll auswerten und interpretieren, wenn sie vollständig durchgeführt wurden. Bei der Auswertung eines Tests sollte immer auch berücksichtigt werden, wie sich das Kind bzw. der Jugendliche während der Durchführung verhalten hat.
Eltern sollten im Vorfeld einer Testung auf keinen Fall mit dem Kind „üben", um dem Kind die Angst vor dem Test zu nehmen. Denn auch wenn dies gut gemeint ist, verfälscht es die Ergebnisse. Dies gilt auch für ein rasches Wiederholen eines Tests. Bei vielen Testverfahren kommt es dann zu einem „Lern"-Effekt, und ein Kind, das beim zweiten Mal „besser" abschneidet, demonstriert uns, was es gelernt hat.

Es gibt keine Testverfahren, mit denen sich eine ADS/ADHS-Störung diagnostizieren lässt. Die Ergebnisse von psychologischen Tests ergänzen jedoch die Diagnostik.

Im Folgenden werden – ohne Anspruch auf Vollständigkeit – die wichtigsten Testverfahren und Vorgehensweisen kurz erläutert.

Standardisierte Fragebögen

Standardisierte Fragebögen haben den Vorteil, dass mit relativ wenig Aufwand eine Vielzahl an Informationen eingeholt und rasch nach objektiven Kriterien ausgewertet werden kann. Alle, die mit dem betroffenen Kind leben und arbeiten, können einen solchen Fragebogen ausfüllen. Es gibt verschiedene Fragebögen im deutschsprachigen Raum, mit denen die Symptomatik der ADS/ADHS-Störung erfasst wird, z. B. der Fremd-Beurteilungsbogen Hyperkinetisches Syndrom (FBB-HKS) (Döpfner 2012).
Ab ca. 11 Jahren können Kinder und Jugendliche spezielle Fragebögen bearbeiten, z. B. den Selbst-Beurteilungsbogen Hyperkinetisches Syndrom (SB-HKS) (Döpfner 2012).
Es kann jedoch ein Nachteil sein, wenn ein Kind/Jugendlicher durch das Ergebnis eines Fragebogens vorschnell auf die Diagnose der ADS/ADHS-Störung festgelegt wird.

Zur Diagnose einer ADS/ADHS-Störung reichen die Informationen aus standardisierten Fragebögen auf keinen Fall aus.

Intelligenztests

Alle Intelligenztests, die bei Diagnostik der ADS/ADHS-Störung eingesetzt werden, haben Stärken und Schwächen, z. B.:

- manche erfassen nicht alle Teilbereiche der Intelligenz
- andere sind hinsichtlich ihrer Vergleichswerte (Normen) nicht mehr aktuell
- andere unterscheiden nicht zwischen sprachlicher Intelligenz und Handlungsintelligenz
- manche sind nicht für Kinder und Jugendliche geeignet, deren Muttersprache nicht die Testsprache ist

Der Intelligenzquotient (IQ), der mit einem Intelligenztest ermittelt wird, gibt eine Momentaufnahme wieder und ist von vielen Faktoren abhängig, z. B.:

- von den Testbedingungen
- vom Zustand und der Gestimmtheit des Kindes (z. B. ist es ausgeschlafen, motiviert, erschöpft, lustlos?)
- den Rahmenbedingungen (z. B. ist der Raum gelüftet, zu warm, zu kühl, gibt es störende Geräusche?)

Viele Kinder mit einer ADS/ADHS-Störung erzielen bei einem Intelligenztest unterdurchschnittliche Ergebnisse. Die erreichten IQ-Werte entsprechen häufig nicht ihrer tatsächlichen Intelligenz.

Gründe hierfür sind z. B., dass die Kinder sich nicht lange genug konzentrieren können, ihre Arbeitsgeschwindigkeit zu gering ist oder ihre Impulskontrolle versagt.
Intelligenztests gehören zur Standarddiagnostik bei einem Verdacht auf eine ADS/ADHS-Störung. Sie helfen eine Minder- oder Hochbegabung festzustellen, die mit Symptomen einhergehen kann, die der Symptomatik einer ADS/ADHS-Störung ähneln. Minder- bzw. Hochbegabung kann jedoch auch in Kombination mit einer ADS/ADHS-Störung auftreten.

Testverfahren zur Erfassung von Teilleistungsschwächen

Es gibt verschiedene Testverfahren, mit denen man Begleitstörungen der ADS/ADHS-Störung erfassen kann, z. B. Lese-Rechtschreibschwäche, Rechenschwäche, Störungen der visuellen Verarbeitung. Meistens können aufgrund der Vorgeschichte gezielt die Testverfahren eingesetzt werden, die bei dem jeweiligen Kind erforderlich sind. Selten wird ein Kind hier eine vollständige Diagnostik durchlaufen müssen.

Konzentrationstests

Auch zur Erfassung der Konzentrationsfähigkeit gibt es mittlerweile verschiedene Verfahren. Problem bei manchen dieser Tests ist, dass eine eventuell vorhandene Teilleistungsschwäche das Ergebnis verfälschen kann, andere dieser Tests veraltete Vergleichswerte (Normen) haben.

Computergestützte Testverfahren

In vielen Bereichen der Testdiagnostik werden heute computergestützte Testverfahren eingesetzt. Diese haben verschiedene Vorteile, z. B.:

- sie werden in der Regel von den Kindern mit einer hohen Motivation durchgeführt
- die Gefahr wird außerdem verringert, dass die vorgegebene Testanweisung nicht eingehalten wird
- bei einem Teil der Testverfahren erfolgt die Auswertung in einer zentralen Datenbank. Dies erhöht die Objektivität und ermöglicht es häufig, das Ergebnis dem einer größeren Vergleichsgruppe gegenüberzustellen

Nachteile kann es haben, wenn die erhobenen Daten dazu führen, dass auf eine persönliche Beurteilung der Ergebnisse (Interpretation) durch Fachleute verzichtet wird und das Verhalten des Kindes bei der Testdurchführung nicht beobachtet wird.

Video-Analysen

Eine videogestützte Beobachtung kann dann sinnvoll sein, wenn sich eine Symptomatik besonders schwer darstellen und beschreiben lässt, z. B. bei Vorschulkindern, bei schwierigen Verhaltensweisen in bestimmten Situationen, wie z. B. beim Essen, bei den Hausaufgaben.

Eine videogestützte Beobachtung kann unterschiedlich durchgeführt werden:

- zu Hause, in einer typischen alltäglichen Situation, die häufig zu Schwierigkeiten führt, wie z. B. Hausaufgaben machen, gemeinsame Mahlzeiten,
- in der Praxis oder Klinik, indem eine schwierige Mutter(Vater)-Kind-Situation nachempfunden wird,
- während einer Therapieeinheit, z. B. bei der Ergotherapie.

Auch die Auswertung kann unterschiedlich erfolgen. Zum einen kann sie durch Fachpersonal geschehen oder gemeinsam mit den Eltern und eventuell sogar mit dem Kind. Manchmal wird die videogestützte Beobachtung dazu genutzt, um den Fortschritt durch die Behandlung festzuhalten und deutlich zu machen.
Eine videogestützte Beobachtung ist eine sehr zeit- und kostenintensive Maßnahme. Sie kann sehr hilfreich sein, ist jedoch in vielen Fällen nicht erforderlich.
Das Einverständnis des Patienten bzw. seiner Eltern ist für eine videogestützte Beobachtung erforderlich.

Differenzialdiagnose

Es gibt verschiedene Störungen und Erkrankungen, deren Symptome einer ADS/ADHS-Störung sehr ähnlich sein können. Es ist wichtig, dass diese durch die Diagnostik ausgeschlossen werden. Manchmal tritt die ADS/ADHS-Störung auch zusammen mit anderen Erkrankungen auf. Dann spricht man von einer Komorbidität bzw. Begleiterkrankungen. Auch hierauf wird bei der Diagnostik geachtet.
Die folgende unvollständige Liste gibt Hinweise, welche Störungs- und Krankheitsbilder bei der Differenzialdiagnose beachtet werden bzw. welche Begleiterkrankungen auftreten können, z. B.:

- Dyspraxie
- Epileptische Erkrankungen
- Schilddrüsenstörungen
- Tic-Störungen
- Zwangsstörungen
- Gilles-de-la-Tourette-Syndrom
- Schlaf-Apnoe-Syndrom

Diese Liste ließe sich um viele weitere Erkrankungen verlängern. Im Rahmen dieses Ratgebers kann auf diese Erkrankungen nicht im Einzelnen eingegangen werden. Mithilfe der verschiedenen diagnostischen Maßnahmen versucht man, die ADS/ADHS-Störung möglichst zweifelfrei zu diagnostizieren. Bei Fragen und Unsicherheiten hinsichtlich der Diagnose ist der behandelnde Arzt für Sie als Eltern der richtige Ansprechpartner.

Zusammenfassung

Um eine ADS/ADHS-Störung zu diagnostizieren, bedarf es umfangreicher Maßnahmen. Nicht jedes Kind muss das ganze Spektrum der hier dargestellten diagnostischen Vorgehensweisen durchlaufen. Es muss jeweils ein individuell zugeschnittener diagnostischer Weg gefunden werden.

Die Diagnostik braucht eine gewisse Zeit und erfordert gerade bei den Eltern Geduld. Dies ist vor allem dann für die Eltern schwierig, wenn die Frage, ob das Kind wohl eine ADS/ADHS-Störung haben könnte, an sie herangetragen wurde. Dies geschieht häufig dann, wenn das Kind große Schwierigkeiten durch sein Verhalten in der Schule bekommt.

Es ist wichtig zu erwähnen, dass nicht alle der beschriebenen Maßnahmen regelhaft und im vollen Umfang durch die gesetzlichen Krankenversicherungen übernommen werden. Manche Verfahren, wie z. B. die computergestützten Verfahren, werden gar nicht übernommen. Eine vorherige sorgfältige Abklärung mit dem Arzt und der Krankenkasse bezüglich der durchzuführenden Maßnahmen ist von daher sinnvoll.

Manchmal ist es möglich, dass sich neben der Krankenkasse andere Kostenträger (z. B. Schulamt, Jugendhilfe) an der Finanzierung beteiligen. So kann eine Testung auch durch eine/n Beratungslehrer/in oder den schulpsychologischen Dienst durchgeführt werden.

| Therapie

Grundsätzliches

Bis heute gibt es keine Therapiemethode, mit der man eine ADS/ADHS-Störung „heilen" kann. Da die Erkrankung allem Anschein nach in der Regel immer durch das Zusammenspiel verschiedener Ursachen auf der Grundlage einer neurobiologischen Störung (s. „Neurobiologische Störung", S. 16) entsteht, ist nicht zu erwarten, dass es in absehbarer Zeit einen heilenden Therapieansatz geben wird. Die zur Verfügung stehenden therapeutischen Möglichkeiten bessern lediglich die Symptome einer ADS/ADHS-Störung (s.a. Barkley 2010).

Da bei einer ADS/ADHS-Störung viele Ursachen zusammenwirken, kann sie bisher nicht geheilt werden. Die Therapie mildert jedoch die Symptome.

Verschiedene Therapieverfahren können bei einer ADS/ADHS-Störung eingesetzt werden. Wissenschaftliche Erkenntnisse über die Wirksamkeit gibt es jedoch nur für den verhaltenstherapeutischen Ansatz und die medikamentöse Therapie. Die Wirksamkeit der anderen Therapieansätze, wie z. B. Ergotherapie, die Einnahme von Magnesium, wurde entweder bisher nicht wissenschaftlich untersucht oder konnte durch solche Untersuchungen bisher nicht bestätigt werden. Trotzdem heißt das nicht, dass sie nicht hilfreich sein und für das Kind und die Familie eine Entlastung bedeuten können.

Wichtig für Eltern ist es, sich über die vorgeschlagenen Therapien genau zu informieren. Damit eine Therapie erfolgreich wirken kann, ist es wichtig, dass die Eltern sie akzeptieren. Zweifel wirken sich auch auf das Kind aus und können dazu führen, dass der therapeutische Nutzen stark gesenkt oder sogar aufgehoben wird. Dies gilt für alle Therapieformen und insbesondere, wenn die Entscheidung für eine medikamentöse Behandlung ansteht.

Bevor eine Therapie eingesetzt wird, sollten sich die Eltern gut informieren und sich darüber klar werden, ob sie sie befürworten.

In der Regel wird es nicht ausreichen, das Kind zu behandeln. Die häuslichen und schulischen Rahmenbedingungen müssen ebenfalls so gestaltet werden, dass sie dem Kind helfen, mit seinen Symptomen zurechtzukommen (s. „Planarbeit", S. 43f). So sollten z. B. alle, die mit dem Kind zu tun haben, über seine Krankheit informiert sein. Es sollte klare Strukturen und Regeln geben, das Spiel und der Umgang mit elektronischen Medien (Computerspiele, Videospiele, Gameboy™, Fernsehen usw.) sollten kontrolliert werden:

Regeln und Strukturen im Alltag des Kindes und in der Schule unterstützen die Therapie einer ADS/ADHS-Störung und tragen zu ihrem Erfolg bei.

Alternative Behandlungsmethoden

Vor allem wenn die Frage beantwortet werden muss, ob das betroffene Kind medikamentös behandelt werden soll, setzen sich viele Eltern mit alternativen Behandlungskonzepten auseinander. Damit Sie als Eltern eine verantwortliche Entscheidung treffen können, sollten Sie sich mit folgenden Aspekten beschäftigen:

- Eine ADS/ADHS-Störung ist bisher nicht heilbar. Therapieansätze, die eine Heilung versprechen, sollten einen von daher stutzig machen. Die Gefahr, dass es sich hier um ein unseriöses Angebot handelt, das vor allem wirtschaftliche Interessen im Auge hat, ist groß.
- Entscheidungen für eine alternative Behandlungsmethode sollten nicht ohne eine eingehende Beratung mit dem behandelnden Arzt Ihres Vertrauens erfolgen.
- Die alternative Behandlungsmethode darf Ihr Kind weder gesundheitlich, noch schulisch oder sozial gefährden.
- Die schulmedizinische Behandlung sollte fortgeführt werden.
- Die Familie darf sich finanziell nicht ruinieren. Auch gefühlsmäßige und soziale Belastungen können eine Familie schwer schädigen.
- Manche Therapiemethoden können eine seelische Abhängigkeit von Kind und/oder Eltern an den Anbieter bewirken.

Es ist verständlich, wenn Eltern nichts unversucht lassen, um ihrem Kind zu helfen. Ein Verzicht auf die schulmedizinischen Behandlungsansätze birgt die Gefahr, dass die in ihnen enthaltenen Chancen nicht genutzt werden.
Egal für welche Therapie Sie sich als Eltern für Ihr Kind entscheiden, sie darf Ihr Kind nicht gefährden und ihm weder gesundheitlich, noch schulisch oder sozial schaden.

Im Nachfolgenden werden verschiedene Therapieverfahren dargestellt. Diese Ausführungen haben nicht den Anspruch auf Vollständigkeit, denn die ADS/ADHS-Störung wird zurzeit intensiv wissenschaftlich erforscht und die Erkenntnisse verändern sich ständig. Entsprechend gibt es immer wieder neue schulmedizinische, aber vor allem auch alternative Behandlungsansätze, die hier nicht berücksichtigt werden konnten.

In umfangreichen wissenschaftlichen Studien wurde nachgewiesen, dass der verhaltenstherapeutische Ansatz bei einer ADS/ADHS-Störung wirksam ist.
Dieser Behandlungsansatz geht davon aus, dass Verhalten das Ergebnis eines Lernprozesses ist. Man kann diese Lernprozesse im therapeutischen Rahmen steuern und auch bisher gelernte und nicht gewünschte Verhaltensmuster korrigieren.

Es gibt verschiedene Herangehensweisen der Verhaltenstherapie:

- die Eltern-zentrierte Verhaltenstherapie
- die Familien-zentrierte Verhaltenstherapie
- die Kind-zentrierte Verhaltenstherapie
- die Kindergarten-/Schule-zentrierte Verhaltenstherapie

Bei der **Eltern-zentrierten Verhaltenstherapie** oder auch dem Elterntraining soll eine positive Eltern-Kind-Beziehung (wieder) aufgebaut werden, das problematische Verhalten des Kindes soll durch Anwendung positiver „Verstärkung" vermindert werden. Wenn die positive Verstärkung nicht zu einer Verhaltensänderung führt, wird das nicht gewünschte Verhalten durch negative Konsequenzen beantwortet. Wie das vonstattengehen kann, wird im Kapitel „Planarbeit", S. 43f, ausführlich erläutert.

Beispiel

Ein Kind kommt regelmäßig zu den häuslichen Mahlzeiten zu spät, alle anderen Familienangehörigen sind schon bei Tisch. Eine negative Konsequenz, die durch das Verhalten des Kindes entsteht, ist die Tatsache, dass es nun nur noch die kalten Reste der Familienmahlzeit essen kann.

Bis ein Elterntraining wirkt, dauert es meist eine längere Zeit. Man darf nicht erwarten, dass bereits in den ersten Tagen oder Wochen „der Knoten platzt". Die Eltern müssen bereit sein, über Monate hinweg zum Teil mehrmals wöchentlich Trainingstermine wahrzunehmen und das Gelernte im Alltag mit ihrem Kind umzusetzen.
Wissenschaftliche Untersuchungen haben nachgewiesen, dass das Elterntraining auch langfristig wirkt. Jedoch ist es sehr unterschiedlich, wie stark sich das Elterntraining auf das Verhalten des Kindes auswirkt. Der größte Erfolg stellt sich ein, wenn das Elterntraining mit dem Kind-zentrierten Verfahren kombiniert wird.

Auch bei der **Familien-zentrierten Therapie** steht die Arbeit mit den Eltern im Vordergrund. Das Kind wird, abhängig vom Alter und der Problemstellung, einbezogen. Die Familien-zentrierte Therapie hat sich vor allem dann bewährt, wenn es in der Familie Kinder gibt, die eine starke Widerspruchshaltung einnehmen und/oder hyperaktiv sind. Ziel der Behandlung ist, auf das Verhalten von Eltern und Kind einzuwirken, sodass das Problemverhalten nicht verstärkt, sondern gemindert wird.

Bei der **Kind-zentrierten Verhaltenstherapie** wird vor allem das Kind behandelt, wobei die Eltern natürlich in den Prozess mit einbezogen werden. Die Prinzipien Verstärkung und Konsequenz stehen auch hier im Vordergrund, ein wichtiger Faktor dieses Therapieansatzes ist es jedoch, dem Kind/Jugendlichen Strategien an die Hand zu geben, um im Alltag besser klarzukommen. So kann ein Thema einer solchen Therapie sein zu lernen, wie man mit emotionalen Stresssituationen umgeht, ohne dass die Situation eskaliert. Wie bereits erwähnt, hat sich dieser Ansatz besonders in Kombination mit der Familien-zentrierten Therapie/Elterntraining bewährt.

Die **Kindergarten/Schule-zentrierte Verhaltenstherapie** kann bei Kindern sinnvoll sein, die im Kindergarten oder in der Schule stark in eine Widerspruchshaltung gehen, hyperaktiv sind und/oder aggressive Verhaltensweisen zeigen. Hier wird ebenso wie bei der Eltern-zentrierten Verhaltenstherapie mit verschiedenen Maßnahmen versucht, gewünschtes Verhalten zu verstärken und ungewünschtes abzubauen.

Verhaltenstherapie ist ein bewährter und wirksamer Ansatz, jedoch mit einigen Mühen verbunden:

- ein hoher zeitlicher Aufwand über eine längere Zeit
- die Kosten werden nicht in jedem Fall von den gesetzlichen Krankenkassen übernommen
- die Effekte der Therapie sind oft nicht sofort erkennbar, man braucht einen „langen Atem"
- da es nicht ausreichend Therapieplätze gibt, können Wartezeiten entstehen

Medikamentöse Therapie

Ob eine ADS/ADHS-Störung medikamentös behandelt werden sollte, wird sehr kontrovers diskutiert. Manche Eltern, aber auch Therapeuten und Pädagogen lehnen diese Behandlungsform vehement ab.

In der Tat ist es so, dass die Verschreibung von Medikamenten zur Behandlung der ADS/ADHS-Störung in Deutschland in den letzten zehn Jahren rapide zugenommen hat. Gleichzeitig wurde in den Medien vielfach über diese Medikamente, insbesondere Ritalin®, berichtet. So mancher dieser Berichte enthielt Vorurteile und vermittelte keine sachlichen Informationen.

Man geht davon aus, dass in Deutschland ein nicht unbeträchtlicher Teil der betroffenen Kinder und Jugendlichen nicht medikamentös behandelt wird, obwohl diese Behandlungsform ihnen eine Hilfestellung bieten würde (Tab. 2) (Barkley 2010).

Tab. 2: Voraussetzungen einer medikamentösen Therapie bei einer ADS/ADHS-Störung

Bedingungen für eine medikamentöse Therapie

↓

Diagnosestellung nach umfassender Diagnostik

↓

Zunächst Nutzung nicht medikamentöser, therapeutischer Behandlungsansätze. Wenn diese nicht zur Behandlung ausreichen, erfolgt medikamentöse Therapie!

↓

Eltern und Kind erhalten ausführliche Informationen zur medikamentösen Therapie

↓

Kooperation von Eltern und Kind bei der medikamentösen Therapie ist vorhanden

Im Folgenden werden die wichtigsten Wirkstoffe, die bei der Behandlung der ADS/ADHS-Störung zum Einsatz kommen können, vorgestellt und ihre Anwendung diskutiert.
Aktuell gibt es in Deutschland vier verschiedene Wirkstoffe diverser Hersteller, die zur medikamentösen Therapie bei Kindern und Jugendlichen mit ADS/ADHS zugelassen sind. Man kann diese vereinfacht in zwei Gruppen einteilen:

- Stimulanzien (Methylphenidat und Dexamfetamin), diese sind über ein spezielles Rezept, das sog. BTM-(Betäubungsmittel-)Rezept zu verschreiben, und
- Nicht-Stimulanzien (Atomoxetin und Guanfacin)

Eine weitere Differenzierung ist, dass Methylphenidat und Atomoxetin eine allgemeine Zulassung zur Behandlung von ADS/ADHS haben (sog. first line), während Dexamfetamin erst dann gegeben werden sollte, wenn sich eine Behandlung mit Metyhlphendiat als nicht ausreichend erwiesen hat (second line), und Guanfacin erst dann zum Einsatz kommen sollte (third line), wenn eine Behandlung mit Stimulanzien nicht in Frage kommt, der Patient gegen diese eine Unverträglichkeit aufweist oder sie unwirksam sind.

Methylphenidat

Der Wirkstoff Methylphenidat wird am häufigsten zur medikamentösen Behandlung einer ADS/ADHS-Störung eingesetzt. Die Medikamente sind z. B. unter den Handelsnamen Ritalin®, Ritalin LA®, Medikinet®, Medikinet retard®, Concerta® auf dem Markt zu finden. In einer Vielzahl von unabhängigen Studien wurde die Wirksamkeit von Methylphenidat bei ADS/ADHS-Störungen belegt. Sie zeigten, dass zwischen 50 und 95 Prozent der betroffenen Kinder und Jugendlichen von dem Medikament profitieren und z. B. in Bezug auf ihre soziale Integration und Schulleistungen Fortschritte machen. Diese Erkenntnisse haben dazu geführt, dass die medikamentöse Behandlung eine zentrale Rolle in den europäischen sowie deutschen Leitlinien zur Behandlung der ADS/ADHS-Störung spielt.

Der Wirkstoff Methylphenidat gehört zu den sogenannten Psychostimulanzien. Seine chemische Struktur ähnelt der zweier Botenstoffe im Gehirn: Noradrenalin und Dopamin (s.a. „Neurobiologische Störung", S. 16), die bei Betroffenen dem Gehirn nicht im ausreichenden Maße zur Verfügung stehen. Es gibt zwei Typen dieses Wirkstoffes, die in Deutschland eingesetzt werden:

- als schnell wirkendes Medikament: Es wirkt in der Regel bereits nach 20–45 Minuten für maximal 3–4 Stunden. Das Medikament muss von daher mehrmals am Tag eingenommen werden. Hier liegt der Nachteil dieses Typs, denn vielen Kindern und Jugendlichen fällt es schwer, dies gerade während der Schulzeit zu bewältigen.
- als Depot-Präparat: Es besteht aus einem geringeren schnell wirkenden Anteil und einem Wirkstoffanteil mit Depotwirkung, d. h. es wirkt über einen längeren Zeitraum. Die im Moment in Deutschland angebotenen Präparate haben eine unterschiedliche Wirkdauer von 6–10 Stunden, wobei sie bei einzelnen Patienten auch unterschiedlich wirken können, evtl. sogar tagesabhängig. Es ist davon auszugehen, dass in Zukunft weitere derartige Medikamente auf den Markt kommen werden.

Die Depot-Präparate haben für die betroffenen Kinder und Jugendlichen meist einige Vorteile: Sie kommen tagsüber mit einer Einnahme am Morgen aus und müssen in der Schulzeit nicht an ihre Medikamente denken. Das bewirkt in der Regel, dass das Medikament meist sehr viel zuverlässiger eingenommen wird. Durch die lang dauernde und gleichmäßige Abgabe des Wirkstoffs im Körper werden Wirkungsschwankungen, die man bei den schnell wirkenden Präparaten findet, vermieden.
Es gibt aber auch Nachteile der Depot-Präparate: Zu Beginn der Medikamenteneinnahme ist es oft recht langwierig, die richtige Dosierung zu finden. Die schnell wirkenden Präparate sind da oft einfacher zu handhaben und lassen eine individuellere Dosierung zu.

Medikamentöse Ersteinstellung

Häufig finden die medikamentöse Ersteinstellung und Testung, ob der Wirkstoff dem Betroffenen hilft, mit einem schnell wirkenden Medikament aus der Wirkstoffgruppe Methylphenidat statt. Der behandelnde Arzt muss, bevor er das Medikament einsetzt, verschiedene Punkte beachten:

- Er muss ausschließen, dass das Kind oder der Jugendliche aufgrund anderer Erkrankungen dieses Medikament nicht verträgt.

- Er muss notwendige Voruntersuchungen durchführen (s.a. Kap. „Diagnostik", S. 19)
- Er muss die Eltern und, wenn möglich, auch das Kind bzw. den Jugendlichen über Wirkung und Nebenwirkungen des Medikaments aufklären.
- Er muss gemeinsam mit den Eltern und, wenn möglich, auch mit dem Kind bzw. Jugendlichen festlegen, was mit der Medikamenteneinnahme erreicht werden soll.

Damit eine medikamentöse Behandlung erfolgreich sein kann, ist es notwendig, dass gerade die Eltern diese positiv unterstützen. Das bedeutet konkret:

- Sie sorgen dafür, dass die bisher besprochenen und eingeleiteten pädagogischen und therapeutischen Maßnahmen fortgeführt werden.
- Sie gewährleisten, dass das Kind bzw. der Jugendliche das Medikament zuverlässig und gemäß der Verordnung einnimmt.

Überprüfung der Wirksamkeit

Ob das Medikament die gewünschte Wirkung hat, muss überprüft werden. Hierzu kann man verschiedene Methoden einsetzen, z. B.:

- *Titration*

In einer Vorbereitungsphase von ca. 2–3 Wochen werden die Eltern und der Patient über die Wirkweise und die Nebenwirkungen des Medikaments aufgeklärt. Mithilfe eines standardisierten Wochenbeurteilungsbogens (Döpfner 2012) wird das Verhalten des betroffenen Kindes oder Jugendlichen erfasst. Dann beginnt man mit einer geringen Dosierung eines schnell wirkenden Methylphenidatpräparates und prüft mithilfe des Wochenbeurteilungsbogens, ob sich etwas im Verhalten des Betroffenen verändert oder Nebenwirkungen auftreten. In geringen Schritten wird die Dosierung wöchentlich gegebenenfalls erhöht.
Dieses Vorgehen ermöglicht es, die individuelle Dosierung für den Patienten genau auszutesten. Es kann aber z. T. sehr lange dauern, bis die optimale Einstellung gefunden wird. Ein weiterer Nachteil kann sein, dass der Wochenbeurteilungsbogen zu wesentlichen Teilen nicht von den Eltern, sondern von Lehrern ausgefüllt werden muss.

- *Blindversuch*

Auch durch einen Blindversuch kann die Wirksamkeit eines Medikaments untersucht werden. Man verabreicht dem Patienten Wirkstoff oder Placebo und beobachtet ihn unter einer typischen Stresssituation. Dies kann z. B. an zwei Wochenenden von den Eltern zu Hause durchgeführt werden. Der Vorteil dieser Methode ist, dass Eltern die Möglichkeit erhalten, selbst zu prüfen, ob das Medikament für ihr Kind nützlich ist oder nicht.

- *Computergestützte Testung*

Mittlerweile gibt es computergestützte Konzentrationstests, mit denen man die Wirkung des Medikaments kontrollieren kann. Die Patienten führen den Test einmal ohne und einmal mit der Medikation durch, die Ergebnisse werden verglichen.

Nebenwirkungen

Die Einnahme von Medikamenten kann mit Nebenwirkungen verbunden sein, über die Eltern und betroffene Kinder oder Jugendliche Bescheid wissen sollten.

Die Einnahme des Wirkstoffs Methylphenidat kann mit folgenden Nebenwirkungen einhergehen: Am häufigsten werden Appetitverlust und Schlafstörungen beobachtet. Manche Patienten klagen über Kopfschmerzen, vermehrte Nervosität, labile Stimmungslage, Beschleunigung des Herzschlags, Blutdruckerhöhung und eine vermehrte Reizbarkeit. Diese Nebenwirkungen sind zwar unangenehm, aber in der Regel harmlos. Sie werden zu Beginn der Medikamenteneinnahme von bis zu 50 Prozent der Patienten festgestellt und legen sich wieder. Nur selten sind sie so ausgeprägt, dass man die Therapie deswegen beenden muss. Untersuchungen haben ergeben, dass mit der Dosierungshöhe des Medikaments die Wahrscheinlichkeit steigt, dass Nebenwirkungen auftreten.

Alle Nebenwirkungen müssen dem behandelnden Arzt unbedingt mitgeteilt werden. Gemeinsam mit Eltern und Patienten wird entschieden, ob die Nebenwirkungen so stark sind, dass die medikamentöse Therapie verändert oder gar abgebrochen werden muss.

Eine allgemeine Angst vor möglichen Nebenwirkungen bei Eltern und Kindern/Jugendlichen sollte nicht dazu führen, dass die als notwendig beurteilte medikamentöse Behandlung nicht zumindest erprobt wird.

> Diese Nebenwirkungen der Medikamente sind zwar unangenehm, aber in der Regel harmlos und vor allem treten sie häufig nur vorübergehend zu Beginn der medikamentösen Behandlung auf!

Vorurteile und Hiobsbotschaften

Es gibt eine Reihe von Gerüchten und Hiobsbotschaften über den Wirkstoff Methylphenidat, die Eltern häufig verunsichern und ängstigen. Sie sind aus wissenschaftlicher Sicht nicht haltbar. Meist handelt es sich um folgende Aussagen:

- Vorurteil 1: *Methylphenidat „behandelt" nur die Symptomatik und an der wahren Ursache ändert sich nichts.*

  Diese Aussage bezieht sich auf die nicht haltbare Annahme, die ADS/ADHS-Störung habe eine rein umweltbedingte Ursache. Wie im Kapitel „Ursachen der ADS/ADHS-Störung", S. 16f, dargestellt, geht man davon aus, dass bei dieser Erkrankung verschiedene Faktoren zusammenspielen. Kinder, die unter einem Diabetes leiden, benötigen Insulin, obwohl dies auch nicht die Grunderkrankung heilt. Manchen Eltern hilft dieser Vergleich, um die Behandlung der ADS/ADHS-Störung unter einem neuen Blickwinkel zu sehen.

- Vorurteil 2: *Methylphenidat ist eine Droge!*
  Tatsächlich fällt der Wirkstoff Methylphenidat in Deutschland unter das Betäubungsmittelgesetz und darf nur auf speziellen Betäubungsmittel-(BTM-)Rezepten verordnet werden. Umfangreiche Untersuchungen haben belegt, dass eine angemessene Therapie der ADS/ADHS-Störung die betroffenen Menschen vor einer späteren Suchterkrankung schützen kann. Eine wohldosierte und ärztlich kontrollierte Einnahme des Wirkstoffs birgt keine Suchtgefahr.
- Vorurteil 3: *Der Wirkstoff verursacht Wachstumsstörungen.*
  Dies wurde in den 70er-Jahren des letzten Jahrhunderts vermutet und hat sich in Langzeituntersuchungen nicht bestätigt.
- Vorurteil 4: *Der Wirkstoff verursacht Krebs.*
  Auch dies konnte bis heute durch wissenschaftliche Untersuchungen nicht bestätigt werden.

Dexamfetamin

Die Dosierung erfolgt mittels Titrierung, also durch stufenweise Erhöhung der Dosis, beginnend bei 20 oder 30 mg tgl. morgens, mit wöchentlicher Steigerung um 10 mg, bis eine befriedigende therapeutische Wirkung festgestellt wird. Die Verabreichung kann unabhängig vom Essen und auch in gelöster Form erfolgen.
Wie bei Methylphenidat sind in regelmäßigen Abständen Größe, Gewicht und Blutdruck des Betroffenen zu kontrollieren.
Bei kardialen Vorerkrankungen ist ein EKG vor und während der Behandlung sinnvoll. Dabei sollte ein versierter Spezialist die Betreuung des Patienten übernehmen.
Auch bei Dexamfetamin sind einige Nebenwirkungen beschrieben, die häufig mit der Anwendung von Stimulanzien verbunden sind. Zu den sehr häufigen Nebenwirkungen gehören verminderter Appetit, Schlafstörungen, Mundtrockenheit, Kopfschmerzen, Oberbauchschmerzen und Gewichtsabnahme.

Atomoxetin

Atomoxetin ist ein Wirkstoff, der unter dem Handelsnamen Strattera® seit einiger Zeit in Deutschland zur Behandlung der ADS/ADHS-Störung zugelassen ist. Es wirkt gezielt auf ein Neurotransmittersystem, nämlich das Noradrenalin-System. Atomoxetin zeichnet sich durch einige Besonderheiten gegenüber dem Wirkstoff Methylphenidat aus. Die Substanz wird entweder einmal oder zweimal täglich eingenommen und kann unabhängig von der Tageszeit genommen werden. Wird das Medikament nur einmal am Tag geschluckt, dann ist es egal, ob morgens oder abends. Der Wirkstoff hat eine Depotwirkung. Nachteil ist, dass bei einer Ersteinnahme erst nach 14–21 Tagen oder länger eine Wirkung festzustellen ist.

Medikamentöse Ersteinstellung
Sie erfolgt nach den prinzipiell gleichen Grundprinzipien wie beim Wirkstoff Methylphenidat. Die übliche Anfangsdosierung und die Steigerungen errechnet der Arzt in Abhängigkeit vom Körpergewicht des Kindes.

Nebenwirkungen
Die Nebenwirkungen von Atomoxetin sind vergleichbar mit denen von Methylphenidat. Insgesamt ist eine geringere Anzahl von Patienten von ihnen betroffen. Die Phänomene Schwindel und Übelkeit werden jedoch etwas häufiger genannt. Auch bei diesem Medikament sollten alle Nebenwirkungen umgehend dem behandelnden Arzt mitgeteilt werden.

Guanfacin

Auch Guanfacin wird titriert, d. h. man fängt mit einer Initialdosis von 1mg/tgl. morgens an, und steigert dann in wöchentlichen Schritten um 1mg pro Tag in Abhängigkeit vom therapeutischen Effekt und der Verträglichkeit. Die empfohlene Maximaldosis liegt bei 0.05–0.12 mg pro kg Körpergewicht pro Tag.
Insbesondere zu Beginn der Behandlung kann man unerwünschte Reaktionen wie Kreislaufprobleme bis hin zum Kreislaufkollaps, niedrige Blutdruckwerte, Erniedrigung der Herzfrequenz, Benommenheit und Sedierung beobachten. Darauf müssen der Patient und die Eltern hingewiesen werden. Bei den meisten Patienten handelt es sich dabei um kurzfristige Probleme, es gibt aber auch Patienten, die längerfristig/dauerhaft mit dieser Problematik zu kämpfen haben. Hier muss eine Dosisreduktion oder gar der Abbruch der Behandlung mit Guanfacin in Betracht gezogen werden.

Andere Medikamente

Es gibt noch weitere Medikamente, die zur Behandlung einer ADS/ADHS-Störung eingesetzt werden. Beispielhaft seien hier die Amphetaminpräparate Pemolin, Clonidin und sogenannte MAO-Hemmer genannt. In der Regel werden jedoch die Wirkstoffe Methylphenidat, Lisamfetamin, Atomoxetin und Guanfacin zur Behandlung vorgezogen. Die übrigen Substanzen werden dann von spezialisierten Praxen, Ambulanzen oder Kliniken erwogen, wenn die Standardmedikamente keine ausreichende Wirkung zeigen oder die Nebenwirkungen zu ausgeprägt sind.

Kombinationsbehandlung

Es gibt Patienten mit einer ADS/ADHS-Störung, bei denen eine Kombination verschiedener Wirkstoffsubstanzen notwendig wird. Hier handelt es sich um Ausnahmen. In der Regel ist eine Therapie mit einer Substanz ausreichend. Der Einsatz von Kombinationsbehandlungen sollte spezialisierten Praxen, Ambulanzen oder Kliniken vorbehalten bleiben.

Dauer der medikamentösen Behandlung

Die medikamentöse Behandlung einer ADS/ADHS-Störung dauert bei erfolgreicher Ersteinstellung in aller Regel über ein Jahr und länger. Viele Ärzte empfehlen den Betroffenen und ihren Eltern erste Auslassversuche nach einem Jahr erfolgreicher Therapie, andere Ärzte schlagen vor, diese erst nach 2 oder 3 Jahren durchzuführen.
Wann der richtige Zeitpunkt gekommen ist, die Medikamente abzusetzen, hängt nicht allein von der Lehrmeinung des behandelnden Arztes ab, sondern vor allem von der aktuellen Lebenssituation des betroffenen Kindes oder Jugendlichen. Stehen Veränderungen an, wie z. B. ein Schulwechsel, sollte das Absetzen der Medikamente sorgfältig abgewogen werden.
Die meisten Fachleute gehen davon aus, dass eine medikamentöse Therapie längerfristig und kontinuierlich erfolgen sollte. Von daher sollten Eltern gut überlegen und sich in jedem Fall mit dem behandelnden Arzt beraten, wenn sie planen, die Medikamente über ein Wochenende oder die Schulferien abzusetzen.
Die Symptome und Probleme bei einer ADS/ADHS-Störung treten ja nicht nur während der Schulzeit auf, sondern belasten die Betroffenen und ihre Familien meist auch in der Freizeit stark.

> Bei einer medikamentösen Behandlung der ADS/ADHS-Störung müssen der behandelnde Arzt, die Eltern und das betroffene Kind eng zusammenarbeiten. Alles, was die Medikamenteneinnahme betrifft, sollte besprochen werden, z. B. Ängste und Zweifel, Wirkungen sowie Nebenwirkungen, Unregelmäßigkeiten bei der Einnahme.

Andere Therapieverfahren

Im Folgenden werden weitere Therapieansätze dargestellt, die bei einer ADS/ADHS-Störung zum Einsatz kommen. Leider wurde die Wirksamkeit dieser Ansätze noch nicht ausreichend wissenschaftlich untersucht.

Ergotherapie

Ergotherapie wird in Deutschland neben der medikamentösen Behandlung häufig zur Behandlung der ADS/ADHS-Symptomatik verordnet.
In der Ergotherapie können verschiedene Therapieansätze und -methoden angewandt werden, um dem Problem zu begegnen. Leider fehlen noch weitgehend wissenschaftliche Untersuchungen, die die Wirksamkeit der verschiedenen ergotherapeutischen Ansätze belegen.
Ziele der ergotherapeutischen Behandlung beim Störungsbild ADS/ADHS sind in erster Linie:

- Verbesserung der Selbstregulationsfähigkeit
- Verbesserung der Problemlösestrategien

- Verbesserung der Impulskontrolle
- Entwickeln von Handlungsplänen
- Anhaltendes Zentrieren der Aufmerksamkeit

Um diese Ziele umzusetzen, lassen Ergotherapeutinnen verschiedene Ansätze in die Behandlung einfließen, z. B. Wahrnehmungstraining, Training der Grundarbeitsfähigkeiten, Verhaltenstraining für Kinder und Eltern, Konzentrations- und Aufmerksamkeitstraining.
Dabei arbeiten Ergotherapeutinnen zunehmend mit verhaltenstherapeutischen Interventionen im Sinne der ADS/ADHS-Leitlinien (s. a. Link-Verzeichnis, S. 68).
Da eine ausführliche Darstellung der Ergotherapie an dieser Stelle zu weit führen würde, hier nur einige Hinweise, worauf Eltern achten sollten, wenn eine ergotherapeutische Behandlung durch den Arzt verordnet wird:

- Die ergotherapeutische Behandlung sollte nach einem umschriebenen therapeutischen Konzept erfolgen und klare Strukturen beinhalten.
- Die Kinder/Jugendlichen und die Eltern sollten Umsetzungshilfen für zu Hause und die Schule erhalten.
- Die ergotherapeutische Behandlung sollte sich an Zielen, die in die nähere, mittelfristige und ferne Zukunft reichen, orientieren.
- Gemeinsam sollte festgelegt werden, wie lange die Therapie voraussichtlich dauern wird.
- Die Ergotherapeutin sollte mit der Schule oder dem Kindergarten zusammenarbeiten.
- Eltern, behandelnder Arzt und Ergotherapeutin sollten kooperieren und sich gegenseitig über die Entwicklungen des Kindes informieren.

Weitere Hinweise aus ergotherapeutischer Sicht erhalten Sie im Kapitel über die Planarbeit.

Biofeedback-Neurobiofeedback

Beim Biofeedback-Neurobiofeedback handelt es sich um eine relativ neue Methode, bei der ein computergestütztes Verhaltenstraining durchgeführt wird. Während des Trainings werden dem Patienten mehrere Elektroden am Kopf befestigt, die seine Hirnströme ableiten und auf einem Monitor sichtbar machen. Wenn die gestellten Aufgaben erfolgreich gelöst werden, erfolgt eine sicht- und hörbare Rückmeldung. Ziel ist es, dass der Patient lernt, wie er seine Hirnaktivität bewusst positiv beeinflussen kann.
Erste Untersuchungen weisen darauf hin, dass diese Methode für Menschen mit einer ADS/ADHS-Störung hilfreich sein kann. Jedoch ist nicht gesichert, ob die Methode eine langfristige Wirkung auf die Betroffenen hat. Zudem wird die Behandlung von den gesetzlichen Krankenkassen nicht übernommen.
Weitere Forschungsergebnisse werden zeigen, ob dass Verfahren in der Zukunft einen Platz in der Behandlung von Menschen mit ADS/ADHS-Störung finden sollte.

Ernährung und Nahrungsmittelergänzungen

Menschen, die eine ADS/ADHS-Störung haben, neigen häufig zu unausgewogenen Ernährungsgewohnheiten. Daher ist es grundsätzlich sinnvoll, auf eine ausgewogene und qualitativ hochwertige Ernährung zu achten und damit die Gesundheit und Leistungsfähigkeit zu stärken. Unterstützung hierbei kann z. B. die Ernährungsberatung der Krankenkassen bieten.
Bisher ließ es sich nicht nachweisen, dass eine spezifische Diät für Menschen mit der ADS/ADHS-Störung angebracht ist (s. auch „Allergien und Ernährung", S. 16).

Magnesium

In einer Schweizer Pilotstudie (Schimantschek et al. 1997) konnte gezeigt werden, dass Menschen mit einer ADS/ADHS-Störung, die bereits eine medikamentöse Behandlung mit dem Wirkstoff Methylphenidat erhielten, davon profitierten, wenn sie zusätzlich Magnesium einnahmen. Zurzeit versucht man diese Ergebnisse in weiteren Studien zu überprüfen.
Das Element Magnesium befindet sich z. B. in vielen Vollkornprodukten und Blattgemüsesorten. Man kann es auch zusätzlich einnehmen. In Drogerien und Apotheken werden sowohl auflösbare Brausetabletten als auch Magnesiumpulver angeboten. Auch wenn die Einnahme von Magnesium insgesamt unbedenklich ist, sollten Sie mit dem behandelnden Arzt besprechen, ob er dies bei Ihrem Kind für sinnvoll hält.

Multivitamin- und Multimineralstoffpräparate

Es gibt kein Vitaminpräparat, bei dem nachgewiesen werden konnte, dass es eine positive Wirkung auf die ADS/ADHS-Störung hat. Grundsätzlich ist es besser, die täglich nötigen Vitaminmengen über die Nahrung aufzunehmen. Die moderne Lebensweise kann jedoch bei manchen Menschen auch zu Vitaminmangelsituationen führen. Dann können Vitamingaben sinnvoll sein.

Vitamingaben müssen immer mit dem behandelnden Arzt besprochen werden, denn es gibt Vitamine, die in einer Überdosierung gesundheitsschädigend sein können.

Omega-Fettsäuren

Omega-Fettsäuren sind langkettige ungesättigte Fettsäuren. Sie werden von unserem Körper z. B. für die Hirnentwicklung benötigt. So kann man darüber nachdenken, ob sie ein besonders wertvolles Lebensmittel für Menschen mit einer ADS/ADHS-Störung sind. Sie können über die Nahrung aufgenommen werden und finden sich vor allem im Fisch, z. B. Hering oder Makrele. Bisher wurde die Wirkung von Omega-Fettsäuren auf eine ADS/ADHS-Störung noch nicht ausreichend untersucht. Da es jedoch in der Regel nicht schädlich ist, Fisch zu essen, gibt es keinen Grund, dies nicht regelmäßig zu machen. Auch diesen Ansatz sollten Sie jedoch mit dem behandelnden Arzt besprechen.

Algen-Präparate

Algen-Präparate werden in der Werbung teilweise wie Wundermittel für eine ADS/ADHS-Störung angepriesen. Zum Teil wird behauptet, durch diese Präparate könne eine medikamentöse Behandlung umgangen werden. Vor diesen Slogans sei gewarnt! Das Bundesinstitut für Verbraucherschutz klärt in einer Stellungnahme darüber auf, dass die vor allem der Afa-Alge zugewiesenen Effekte wissenschaftlich bis heute nicht bewiesen sind. Diese Algen-Präparate selbst können Giftstoffe beinhalten, die gesundheitsschädlich sind. Das Bundesinstitut für Arzneimittel und Medizinprodukte (2006) warnt ausdrücklich davor, insbesondere Kindern diese Präparate zu verabreichen.

Homöopathie

Es ist für die Homöopathie charakteristisch, dass für jeden einzelnen Menschen spezifisch die Substanzen gefunden werden müssen, die seine Beschwerden lindern sollen. Verschiedentlich wurde in Einzelfallbeschreibungen darüber berichtet, dass eine homöopathische Medikation eine ADS/ADHS-Störung gemildert oder geheilt habe. Da dabei die Substanzen und ihre Dosierung individuell für jeden Patienten festgelegt wurden, lassen sich die Behandlungsverläufe von einem wissenschaftlichen Standpunkt aus nur schwer vergleichen und untersuchen.
Es werden auch homöopathische Mischpräparate angeboten, von denen es heißt, sie würden speziell eine ADS/ADHS-Störung behandeln. Dies konnte bisher ebenfalls nicht belegt werden. Da eine sorgfältige homöopathische Behandlung keine Gefährdung für den Patienten darstellt, kann sie zur Ergänzung der schulmedizinischen Behandlung hinzugezogen werden.
Eine homöopathische Behandlung anstelle einer schulmedizinischen Behandlung durchzuführen, sollte gut überlegt werden (s. „Grundsätzliches", S. 28). In jedem Fall sollten Sie dies mit dem behandelnden Arzt absprechen.

Es gibt noch eine Fülle von weiteren Therapieformen, die einem bei der Suche nach der geeigneten Behandlung einer ADS/ADHS-Störung begegnen können. Sie werden hier im Einzelnen nicht weiter genannt und ausgeführt, denn es handelt sich dabei insgesamt um Methoden, deren Wirksamkeit bisher wissenschaftlich kaum untersucht wurde und die in der Therapie der ADS/ADHS-Störung keine wesentliche Rolle spielen.

Generell sei immer davor gewarnt, wenn eine Therapierichtung als Wundermittel propagiert wird. Verändern Sie den Behandlungsplan niemals, ohne sich vorher mit dem behandelnden Arzt über die Therapie Ihres Kindes beraten zu haben!

Die Perspektive

Wenn man bei Ihrem Kind eine ADS/ADHS-Störung vermutet, folgt als nächster Schritt eine sorgfältige Diagnostik. Manche Eltern scheuen davor zurück, denn sie haben Befürchtungen, dass ihr Kind durch diese Diagnose für das ganze Leben stigmatisiert würde, ihm eine „Modediagnose" drohe und es durch Medikamente „ruhig gestellt" werden könnte.
Lassen Sie sich nicht von solchen Befürchtungen und Ängsten leiten, denn nur eine genaue Diagnose kann zu einer sinnvollen Behandlung führen.
Zudem kann eine ADS/ADHS-Störung, die nicht erkannt und behandelt wird, dazu führen, dass der betroffene Mensch für sein ganzes Leben unter Beeinträchtigungen leidet. Die ADS/ADHS-Störung kann die schulischen Leistungen senken. Ein der individuellen Intelligenz entsprechender Schulabschluss kann möglicherweise nicht gemacht werden. Oder ein schlechter Schulabschluss mindert die Aussichten auf eine Berufsausbildung (Barkley 2010).

Wenn sich nach einer sorgfältigen Diagnostik eine ADS/ADHS-Störung bestätigt hat, besteht der nächste Schritt darin, diese mithilfe von Fachleuten zu behandeln. Aber auch zu Hause können Sie versuchen, dem betroffenen Kind oder Jugendlichen zu helfen, indem Sie ihm einen unterstützenden häuslichen Rahmen bieten. Im Folgenden stellen wir Ihnen einen Ansatz vor, der zu Hause umgesetzt werden kann, dem Kind bzw. Jugendlichen Halt geben kann und Ihnen dann das Zusammenleben erleichtert.

Planarbeit

Allgemeine Einführung

Kinder mit einer ADS/ADHS-Störung haben im Alltag mit vielen Problemen zu kämpfen. Die Ausprägungen dieser Auffälligkeiten führen in der Regel dazu, dass Eltern, Erzieher und Lehrer an die Grenzen ihrer Erziehungsfähigkeiten stoßen.
Unser Konzept der „Plan- und Strukturarbeit" soll Eltern und anderen Menschen, die mit dem Kind zu tun haben, dabei helfen, im Alltag mit dem betroffenen Kind oder Jugendlichen besser zurechtzukommen. Damit ist auch den Betroffenen selbst am meisten geholfen, denn sie leiden darunter, wenn das Zusammenleben in der Familie, in der Schule oder im Verein von vielen Konflikten belastet ist.
Das hier vorgestellte Modell wurde von uns in der fachübergreifenden Zusammenarbeit eines Kinder- und Jugendarztes und einer Ergotherapeutin über viele Jahre entwickelt.

Das Kapitel für die Eltern

Der Alltag mit einem Kind, das die Diagnose einer ADS/ADHS-Störung erhalten hat, gestaltet sich nicht einfach und führt nicht selten zum Zusammenbruch eines harmonischen Familienlebens. Sowohl die Erziehenden als auch die Kinder sind schnell am Ende ihrer Kräfte angelangt und es kommt täglich neu zu Chaos, Streit oder Vorwürfen. Manchen Eltern rutscht dann sogar die Hand aus.
Kinder und Eltern leiden unter der Situation und fühlen sich unverstanden und verletzt. Die Erziehungsstrategien der Eltern, die sich bei Geschwisterkindern schon bewährt haben, führen beim Kind mit der ADS/ADHS-Störung nicht zum Erfolg und die Eltern probieren immer neue Erziehungspraktiken aus, mit denen sie jedoch ebenso scheitern.
Eigentlich kleine Probleme im alltäglichen Zusammenleben schaukeln sich hoch und werden nicht erfolgreich bewältigt. Dies frustriert Eltern wie Kinder so sehr, dass hieraus erneut Konflikte entstehen und eskalieren – ein Teufelskreis entsteht.
Wir wollen Ihnen im Folgenden Möglichkeiten an die Hand geben, aus diesem Teufelskreis auszusteigen und zu einem Zusammenleben mit mehr Gelassenheit zu finden.

Typische konfliktreiche Alltagssituationen

Der Tagesablauf einer Familie mit einem Kind, das unter einer ADS/ADHS-Störung leidet, birgt viele Stolperfallen, die zu Konflikten führen können, sehr anstrengend sind und alle Beteiligten stressen.

Die Zeit vom Aufstehen bis zum Einschlafen gestaltet sich wie ein familiärer Kleinkrieg

- Im routinemäßigen Tagesablauf kommt es dauernd zu Störungen. Dinge, die jeden Tag anfallen, wie Zähne putzen, Schuhe anziehen, Jacke aufhängen, werden vom Kind auch nach Aufforderung gar nicht erst angefangen oder nicht zu Ende geführt oder dauern schier endlos.
- Die Eltern haben das Gefühl, ständig ermahnen zu müssen: „Zieh endlich deine Schuhe und deine Jacke an, du musst in die Schule". Die Vorlaufzeit, um eine Tätigkeit rechtzeitig bewältigt zu bekommen, muss scheinbar unendlich lang sein oder scheint nie zu reichen.
- Das abendliche Ritual vor dem Schlafengehen des Kindes zieht sich hin, nimmt kein Ende. Nach dem Gute-Nacht-Kuss fallen dem Kind noch tausend Dinge ein, die dringend zu erledigen sind: Es will trinken, etwas erzählen, mehrmals auf Toilette gehen und muss dabei im Wohnzimmer vorbeischauen oder ihm fallen Hausaufgaben ein, die noch nicht gemacht wurden. Manche Kinder können nicht im Bett einschlafen, legen sich im Wohnzimmer aufs Sofa und schlafen hier dann erst sehr viel später ein.

Diese und andere Szenen gibt es natürlich gelegentlich in jeder Familie. Beim Kind mit einer ADS/ADHS-Störung sind sie die Regel und wiederholen sich täglich. Die Eltern haben das Gefühl, dass das Kind nicht lernt, geregelte Gewohnheiten zu entwickeln. Sie haben den Eindruck, ihre Aufforderungen gebetsmühlenartig wiederholen zu müssen – und dann kommt das Kind diesen immer noch nicht nach.

Der Umgang mit Regeln wird von den Kindern als sehr schwierig erlebt

- Regeln scheinen für sie wie Fesseln zu wirken und erzeugen meist erst einmal Widerstand.
- Die Kinder zeigen ein impulsives Verhalten, das sie nur schwer kontrollieren können. Manche neigen dazu, den Eltern gegenüber sehr laut, motzend und fordernd aufzutreten. Auch das zügellose, wutentbrannte Anschreien der Eltern ist eine häufig auftretende Verhaltensweise. Dies schaukelt sich dann oft hoch, bis beide Seiten schreien.
- Verbote werden nicht akzeptiert und immer wieder umgangen. Einige Kinder verwickeln die Eltern in endlose Diskussionen, in denen diese meist unterliegen.
- Wenn sich das Kind ärgert, kann es so heftig reagieren, dass es seine Wut an Gegenständen auslässt, z. B. gegen Türen tritt, eigene Spielsachen kaputt macht.
- Wünsche werden häufig quengelig und jammernd vorgebracht, sodass sie die Eltern „nerven". Viele Eltern erfüllen diese Wünsche dann rasch, um die Situation zu beenden oder nicht eskalieren zu lassen.

Die Situation beim Essen gestaltet sich schwierig

- Viele betroffene Kinder können am Essenstisch nur für kurze Zeit oder gar nicht stillsitzen. Die Mahlzeiten gestalten sich so sehr unruhig und hektisch.

- Andere betroffene Kinder wirken eher verträumt und brauchen stundenlang, um die Mahlzeit zu beenden.
- Manche Eltern kommen auf ausgefallene Ideen, oder lassen ausgefallene Ideen der Kinder zu, um die Mahlzeiten erträglich zu gestalten. Beispielsweise benötigt das Kind beim Essen etliche Bilderbücher am Tisch, es isst nur, wenn es zum Fenster hinausschauen kann, es darf alle zwei Minuten aufstehen und sich bewegen, darf beim Essen auf den Tisch trommeln oder singen.
- Manche Kinder lehnen das angebotene Essen zunächst einmal generell ab. Dies kann dazu führen, dass mehrere verschiedene Mahlzeiten zubereitet und wechselnd angeboten werden, damit das Kind überhaupt etwas isst.

Das Hausaufgaben machen wird zu einem Horrortrip

- „Ich mache die Hausaufgaben gleich" – diese Aussage führt meist dazu, dass die Hausaufgaben bis zur Schlafenszeit immer noch unerledigt sind.
- Die Erledigung der Hausaufgaben dauert unabhängig von der Menge sehr lange – bis zu vier oder fünf Stunden.
- Es kommt zu gefühlsmäßigen Entladungen auf der Seite der Kinder und Eltern: Geschrei, Weinen, Tobsuchtsanfälle.
- „Das Kind könnte doch, wenn es nur wollte", ist eine typische Aussage von Eltern und Lehrern.
- „Ich kann meinem Kind gar nichts erklären, es hört mir nicht zu!", ist eine weitere typische Äußerung der Eltern, die sich häufig große Mühe geben, den Unterrichtsstoff mit dem Kind noch einmal durchzuarbeiten.

Aufforderungen, Ermahnungen und Wiederholungen sind die Regel

- Die Eltern ermahnen, fordern auf und scheinen ununterbrochen auf das Kind einzureden, um dieses zu einer bestimmten Handlung zu bewegen, wie: „Zieh deine Schuhe an!", „Bleib ruhig sitzen!"
- Manchmal bemerken die Eltern gar nicht mehr, dass sie sich so verhalten, sondern bekommen dies von anderen rückgemeldet.
- In der Regel spitzt sich die Situation allmählich zu: Die Stimme der Eltern wird immer lauter und ärgerlicher, irgendwann sind sie wütend und beginnen zu drohen: „Wenn du jetzt nicht aufräumst, dann ...", „Jetzt zähle ich bis 3, dann ..."

Probleme bei der Freizeitgestaltung

- Die betroffenen Kinder haben es nicht leicht, Freundschaften zu schließen.
- Bei Jungen mit einer ADS/ADHS-Störung findet man häufig das Phänomen, dass sie gern gesehene Gruppenanführer sind. Die anderen Kinder lassen sich von ihren Ideen begeistern, das aufmüpfige, aber auch kreative Verhalten kann Bewunderung hervorrufen.

- Die Kinder kommen selten pünktlich nach der Schule oder nach einer Verabredung nach Hause. Auch hierbei fällt es ihnen schwer, Regeln einzuhalten.
- Viele der Kinder neigen dazu, sich extrem lange mit Computerspielen zu beschäftigen, fernzusehen, mit Medien aller Art zu spielen.
- Werden hier durch die Eltern Grenzen gesetzt, kann das Kind so zornig werden, dass manche Eltern lieber das Kind gewähren lassen, als sich diesem Konflikt auszusetzen.

Viele Eltern berichten über diese und ähnliche Situationen. Betroffene Eltern finden ihre Familiensituation in diesen Beispielen oder können sie problemlos durch weitere ergänzen.

Die Eltern von Kindern mit einer ADS/ADHS-Störung scheitern häufig an derartigen Erziehungssituationen. Sie sind jedoch keine „schlechten" Eltern, sondern durch die ADS/ADHS-Störung überforderte Eltern, die Beratung und Verständnis benötigen.

Der Teufelskreis im Alltag

Wie in „Die Krankengeschichte", S. 19, ausgeführt, leiden Kinder und Jugendliche mit einer ADS/ADHS-Störung unter einer neurophysiologischen Störung, die es ihnen erschwert, die Zeit einzuteilen, die Aufmerksamkeit zu richten, Konzentration zu sammeln, Handlungen und deren Folgen vorauszuplanen. Sie nehmen sich, ihre Reaktionen und die der Umwelt anders wahr als Menschen, die nicht unter dieser Störung leiden. Die oben beschriebenen Alltagsprobleme sind eine Konsequenz daraus.

Kinder und Jugendliche mit einer ADS/ADHS-Störung handeln nicht absichtlich oder böswillig. Viele leiden sehr unter ihrem Verhalten und den Reaktionen der Umwelt darauf.

In vielen Familien entsteht dann als Folge dieser anstrengenden Situation eine Art Teufelskreis, der alles nur noch verstärkt. Im Folgenden wird dieser Teufelskreis beschrieben.

1. Situation im Teufelskreis

Die Eltern erteilen ihrem Kind einen Auftrag (z. B. „Zieh deine Schuhe an!") → das Kind befolgt diesen Auftrag nicht → die Eltern wiederholen diesen Auftrag mehrmals → sie fordern die Ausführung des Auftrages jedoch nicht konsequent ein, denn dies geht im Alltagstrubel unter → das Kind beginnt eine neue Tätigkeit und die Eltern ignorieren das Verhalten des Kindes zunächst, schimpfen dann aber mit ihm, wenn sie entdecken, dass die Schuhe immer noch nicht angezogen sind.

2. Situation im Teufelskreis

Die Eltern erteilen ihrem Kind einen alltäglichen Auftrag (z. B. „Zieh deine Schuhe an!") → das Kind befolgt diesen Auftrag → die Eltern sind froh, dass dies ohne Probleme geklappt hat → sie vergessen, das Kind zu loben, denn eigentlich hat es ja keine besondere Leistung vollbracht, sondern einfach nur das, was man von ihm erwartet!

Für das Kind wirken sich beide Situationen fatal aus. Weder aus Situation 1 noch aus Situation 2 kann das Kind lernen, welche Konsequenzen sich aus seinem Verhalten ergeben, da beide Male keine adäquate Reaktion der Eltern erfolgt. Im ersten Beispiel fehlt das elterliche Beharren auf die Durchführung des Auftrags, im 2. Beispiel fehlt das elterliche Lob bei zeitnaher Ausführung der Aufgabe.
Durch die erschwerte Aufmerksamkeits- und Verarbeitungssituation ist es für Kinder mit einer ADS/ADHS-Störung besonders wichtig, dass die Eltern darauf achten, wie sie im Alltag Anweisungen geben.

Beispiel

Tim und seine Mutter – Beispiel für eine Alltagssituation im Teufelskreis
Die Mutter steht in der Küche, Tim spielt im Kinderzimmer mit seinen Autos. Er wird von seiner Mutter von ferne mit folgenden Worten gerufen: „Tim, kommst du bitte gleich zum Essen und wasche dir vorher die Hände." Die Mutter erhält keine Antwort und ruft ein zweites Mal schon genervter und lauter die gleiche Aufforderung. Nachdem sich dies mehrere Male wiederholt hat, steht sie wütend vor Tim, der weiterhin völlig versunken in sein Spiel ist und nicht versteht, warum seine Mutter so zornig ist.

Tim und seine Mutter – Was ist passiert?

Tim hat das Rufen seiner Mutter gar nicht wahrgenommen, denn er war in sein Spiel vertieft. Zudem hat die Mutter mehrere Aufträge auf einmal an ihn gerichtet, sie hat ihn aus der Entfernung angesprochen und mit dem Wörtchen „gleich" eine unklare Zeitangabe gemacht. Sie hat dies mehrmals in der gleichen Weise wiederholt und ist nun verärgert und angestrengt, da sie nun zu ihm hingehen muss, um eine Auftragsausführung durchzusetzen. Das Essen beginnt in einer unguten Atmosphäre.

Wenn Eltern einige der folgenden Regeln beachten, sobald sie Anweisungen geben, kann dies so manche Alltagssituation schon sehr entspannen.

Goldene Regeln für Anweisungen

- Geben Sie eine **direkte** Anweisung
- Anweisungen **nicht als Bitte oder als Frage** formulieren
- Gehen Sie auf **Augenhöhe** mit Ihrem Kind
- Nehmen Sie **Blickkontakt** auf oder warten Sie, bis Ihr Kind Sie anschaut
- Halten Sie **Körperkontakt,** z. B. an den Schultern anfassen, auf Ihre Knie setzen
- Geben Sie **klare, einfach formulierte Anweisungen** mit ruhiger, aber fester Stimme
- Geben Sie **klare Zeitangaben**
- Geben Sie **nur eine Anweisung** auf einmal
- Lassen Sie die Anweisung **laut wiederholen**
- Wenn Ihr Kind die Anweisung nicht wiedergeben kann, wiederholen Sie diese noch einmal
- Achten Sie auf die **Ausführung** der Anweisung
- Vermeiden Sie es, in eine Endlosschleife von Aufforderung und Nichtbeachtung zu geraten
- **Loben** Sie Ihr Kind, wenn es sofort reagiert hat

Tim und seine Mutter – Wie sollten Anweisungen gegeben werden?

Die Mutter geht direkt ins Kinderzimmer von Tim. Sie geht in die Hocke, legt ihm die Hand auf die Schulter und spricht ihn direkt an: „Tim, sieh mich an!" Sie wartet, bis der Blickkontakt hergestellt ist. Nun gibt sie Tim eine klare Anweisung: „Tim, geh jetzt Hände waschen und komme danach sofort zum Essen."

Sie vergewissert sich, dass Tim die Aufforderung wahrgenommen hat, indem sie ihn wiederholen lässt, was er tun soll. Die Mutter achtet darauf, dass Tim nun wirklich aufsteht, die Hände wäscht und anschließend zum Essen kommt. Als er sich an den Tisch setzt, lobt sie ihn mit den Worten: „Schön, dass du gleich gekommen bist." Das Essen kann nun entspannt und ohne Ärger beginnen.

Plan- und Strukturarbeit im Alltag

Die im Folgenden dargestellte Plan- und Strukturarbeit im Alltag soll Eltern helfen, ihr Kind mit einer ADS/ADHS-Störung dabei zu unterstützen, im Alltag besser zurechtzukommen. Ein Schwerpunkt dieses Ansatzes liegt darauf, einen Weg aus dem beschriebenen Teufelskreis heraus zu finden.

Konkret heißt dies, mithilfe der Plan- und Strukturarbeit eine Situation entstehen zu lassen, bei der das betroffene Kind immer sofort und deutlich eine Rückmeldung darüber erhält, ob es ein erwünschtes oder unerwünschtes Verhalten zeigt. Nur mit klaren Rückmeldungen ist es dem betroffenen Kind möglich, sein Verhalten auf Dauer so zu verändern, dass es weniger Konflikte und Schwierigkeiten im Alltag erlebt.

Mithilfe der Plan- und Strukturarbeit kann es der Familie gelingen, die gewohnten und eingefahrenen Verhaltens- und Reaktionsmuster zu verändern. Dies geht nur, wenn die Erziehenden sich bewusst machen, welche ihrer Verhaltensweisen die ADS/ADHS-Störung vermutlich verstärken, wenn sie Verständnis für die erschwerte Situation der betroffenen Kinder entwickeln und sich darum bemühen, ihr eigenes Verhalten so zu verändern, dass das Alltagsleben für alle leichter wird. Die Plan- und Strukturarbeit setzt zunächst einmal beim Erwachsenen an und nicht beim Kind!

Unterstützendes Verhalten der Eltern wirkt sich positiv auf Verhaltensweisen von Kindern und Jugendlichen mit einer ADS/ADHS-Störung aus.

Wie in „Sozialanamnese", S. 20, ausgeführt, kann es sein, dass in einer Familie mit einem Kind, das unter einer ADS/ADHS-Störung leidet, weitere Personen von der Erkrankung betroffen sind. Sollte ein Elternteil selbst unter dieser Störung leiden, so ist es wichtig, dass dieser daran arbeitet, die eigenen Probleme in den Griff zu bekommen. Häufig geht es hierbei um das persönliche Zeitmanagement, die Strukturierung von Aufgaben, die Konzentration auf Aufgaben u. Ä. Für das betroffene Kind ist es hilfreich, wenn die Eltern ihm ein positives Vorbild sein können. Betroffene Erwachsene finden daher im Anhang Büchertipps für Erwachsene mit einer ADS/ADHS-Störung (Claus et al. 2004; Lehmkuhl et al. 2009).

Nicht vergessen: Die von einer ADS/ADHS-Störung betroffenen Kinder und Jugendlichen haben keine ausreichende innere Struktur, deshalb sind sie darauf angewiesen, dass ihnen diese von der Außenwelt vermittelt wird.

Für Kinder/Jugendliche mit einer ADS/ADHS-Störung ist es grundlegend wichtig, einen geregelten, strukturierten Alltag zu haben. So können sie lernen, sich darin zurechtzufinden und Gewohnheiten aufzubauen. Ohne eine äußere Struktur werden alle anderen Maßnahmen nur bedingt erfolgreich sein.
Leider ist es ein Trugschluss, dass sich die Probleme einer ADS/ADHS-Störung im Laufe der Jahre „auswachsen". Viele Verhaltensauffälligkeiten verstärken sich eher, als dass sie sich normalisieren – vor allem in der schwierigen Lebensphase der Pubertät. Auch deshalb ist es wichtig, mit geeigneten Maßnahmen rechtzeitig gegenzusteuern.

In den folgenden Kapiteln wird das Konzept der Struktur- und Planarbeit dargestellt. Damit es besser verständlich ist, werden alle Punkte der Struktur- und Planarbeit einzeln beschrieben. In den Alltagsplänen der betroffenen Kinder und Jugendlichen empfehlen wir, alle Punkte auf einem Plan zusammenzufassen, denn mehrere Pläne verwirren nur.

Es ist sehr wichtig, dass die Pläne schriftlich oder mithilfe von Bildern geführt werden. Denn Menschen mit ADS/ADHS-Störung fällt es häufig schwer, über den Hörsinn Informationen aufzunehmen und zu verarbeiten. Es fällt ihnen leichter, Anweisungen über das Sehen zu erhalten und umzusetzen.

Eine häufige Frage von Eltern, die einen klaren und konsequenten Erziehungsstil pflegen, ist, warum ihr Kind, selbst wenn es schon oft eine eindeutige Konsequenz auf sein Handeln erhalten hat, die immer gleich bleibende Regel nicht zu begreifen scheint.

Beispiel Die Regel lautet: „Nachtisch gibt es nur, wenn das Kind 10 Minuten am Tisch sitzen bleibt". Obwohl das Kind diese Regel schon seit einem halben Jahr kennt und die Eltern stets konsequent waren, fragt das Kind den ganzen Nachmittag danach, ob es wohl Nachtisch bekommen wird.

Kinder und Jugendliche mit ADS/ADHS-Störung können Handlungen und Reaktionen, die auf eine Handlung folgen können, nicht gut im Voraus mit einkalkulieren. Es fällt ihnen schwer, ihr momentanes Verhalten mit der angekündigten Konsequenz in Verbindung zu setzen. Für die Eltern entsteht der Eindruck, es stelle sich kein Lerneffekt ein.

Hier setzt die Struktur- und Planarbeit an, denn die Regeln und die Konsequenzen werden klar beschrieben und sichtbar festgehalten. So kann es dem Kind leichter fallen, sich immer wieder erneut eine Verbindung zwischen dem Verhalten und den Konsequenzen vor Augen zu führen.

Grundlagen der Plan- und Strukturarbeit

Die Grundlagen dieses Konzeptes entstammen der Verhaltenstherapie (Döpfner 2012). In erster Linie geht es darum, positives, d. h. erwünschtes Verhalten zu verstärken. Außerdem muss das Kind sofort, d. h. innerhalb einer Sekunde, eine Rückmeldung auf sein Verhalten bekommen, damit es dieses einordnen kann. Eine zeitverzögerte Rückmeldung kann vom betroffenen Kind nicht korrekt verarbeitet werden.

Konkret bedeutet das: Einem Kind oder Jugendlichen mit einer ADS/ADH-Störung muss immer sofort ein Lob für positives Verhalten ausgesprochen werden. Worte wie „Das hast du gut gemacht", ein „auf-die-Schulter-Klopfen", ein anerkennender Blick wirken sehr positiv und bestätigen das Kind in seinem positiven Handeln und Verhalten.
Ein nur mündlich ausgesprochenes Lob ist dabei für viele betroffene Kinder nicht genug, um eine grundsätzliche Verhaltensänderung für die täglich wiederkehrenden Pflichten und Aufgaben zu erreichen. Die meisten betroffenen Kinder und Jugendlichen benötigen ein deutlicheres

positives Zeichen, damit sie verstehen, dass gerade etwas Wichtiges passiert ist und sie es als Anreiz empfinden, ihr Verhalten zu ändern.

Um dieses deutliche Zeichen zu geben, eignet sich ein sogenanntes Bonussystem. Das Kind erhält für die Durchführung eines erwünschten Verhaltens jeweils eine festgelegte Anzahl an Bonuspunkten. Diese werden sichtbar gemacht und gesammelt, z. B. durch Smiley-Karikaturen, Klebepunkte, einen Stempeldruck, Muggelsteine. Es werden „Belohnungen" vereinbart, die das Kind nach dem Erreichen einer bestimmten Punktzahl einlösen kann. Bei diesen Belohnungen muss es sich um Dinge, Tätigkeiten oder Aktivitäten handeln, die dem Kind wichtig sind und die es nur erhält, wenn es die entsprechende Punktzahl erreicht hat. Diese Belohnungen sind dem Belohnungssystem vorbehalten und kommen sonst im Alltag nicht vor.
In welcher Form die Punkte vergeben werden und was wie stark belohnt wird, hängt von verschiedenen Faktoren ab, z. B. dem Alter des Kindes, der Schwierigkeit, die es ihm bereitet, das erwünschte Verhalten zu zeigen, von individuellen Neigungen und Vorlieben, oder von der erreichbaren Anzahl der Punkte auf dem individuellen Plan, z. B.:

- 40 Smileys: eine gemeinsame besondere Aktion mit einem Elternteil, z. B. Eis essen gehen, 30 Minuten Spielezeit mit einem Elternteil – ohne die Geschwister → geeignet z. B. für Kindergartenalter und Grundschulalter
- 20 Smileys: Inline-Skates fahren, diese sind für das Kind sonst nicht frei verfügbar → geeignet z. B. für Grundschulalter
- 30 Smileys: das Spielen mit einem besonderen Spielzeug, z. B. mit elektronischen Medien (30 min), mit einem Computerspiel (30 min), mit dem ferngesteuerten Auto (60 min) → geeignet z. B. ab Schulalter
- 60 Smileys: Übernachten bei einem Freund → geeignet z. B. ab Schulalter
- 100 Smileys: einen Kino-, Schwimmbadbesuch → je nach Aktivität geeignet für alle Altersstufen

Das Punktesystem wird anhand von Wochenplänen sichtbar gemacht. Diese sollten an einem Ort hängen, der für das Kind im Alltag einsehbar ist. Es werden sowohl die Aufgaben im Tagesverlauf, die Anzahl der erreichbaren Bonuspunkte als auch die positiven und negativen Konsequenzen schriftlich oder mit Bildern auf dem Plan festgehalten.

Wenn das Kind eine Aufgabe im Tagesverlauf nicht erfüllt, bekommt es keinen Bonuspunkt, dafür wird durch einen Strich signalisiert, dass hier etwas nicht so gelungen ist, wie gewünscht. Da es manchem betroffenen Kind schwer fällt, kleine symbolische Unterschiede zu erkennen, ist es besser, das lachende Smiley-Gesicht bei einer Aufgabenerfüllung einzusetzen und bei Nichterfüllung den Strich zu wählen, anstatt ein lachendes und trauriges Smiley-Gesicht zu verwenden. Durch das Durchstreichen wird die Information deutlicher.

Der Plan muss deutliche Zeichen enthalten, die das Kind verstehen kann:
☺ Smiley = positive Verstärkung, das hat gut geklappt
— Strich = klare Rückmeldung, das hat nicht geklappt

Es ist wichtig, dass der Eintrag in den Plan direkt nach der Situation erfolgt. Dies geschieht im Beisein des Kindes, damit es eine klare und sichtbare Rückmeldung über sein Verhalten erhält.

Abbildung 4 (S. 57) zeigt, wie ein Plan für jüngere Kinder gestaltet werden kann. Die täglichen Abläufe sind durch Bilder verdeutlicht. Bei dieser Altersgruppe können auch altersgerechte Ausmalbilder gewählt werden, um zu signalisieren, dass etwas gut gelaufen ist (s. Abb. 2).

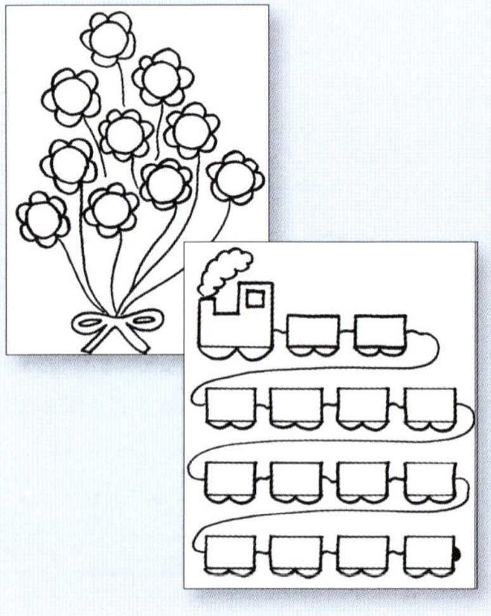

Blumenplan: Mareike hat schnell einen jammernden, weinerlichen Tonfall, wenn sie etwas von der Mama möchte. Dies möchte die Mutter ändern, deshalb darf Mareike jedes Mal, wenn sie in „ruhigem Tonfall" um etwas gebeten hat, eine Blume anmalen. Ist der Blumenstrauß ganz bunt, darf sie mit der Mutter ein Eis essen gehen.

Lokomotivenplan: Franz räumt immer den Kühlschrank aus, er reagiert nicht auf das „Nein" der Mutter. Er darf jetzt für jedes akzeptierte Nein einen Waggon ausmalen. Ist der Zug bunt angemalt, darf er 20 Minuten lang einen kindgerechten Videofilm ansehen.

Abb. 2: Lokomotiven- und Blumenpunkte

Zu Beginn der Planarbeit werden die Bonuspunkte gemeinsam mit dem Kind täglich zusammengezählt und auch die Belohnung wird täglich gewährt. Wenn Eltern und Kind Erfahrungen mit dem Punktesystem haben, können der Zeitrahmen und die Anzahl der zu erreichenden Bewertungspunkte erweitert werden und die Abrechnung kann wöchentlich erfolgen.
Die Anforderungen, die im Punktesystem aufgeführt sind, müssen für das Kind erreichbar sein, sonst ist es zu schnell frustriert und das System kann nicht funktionieren.
Es ist gut, mit niedrigeren Anforderungen und einer geringen Anzahl an Aufgaben zu beginnen, denn es ist wichtig, dass auch die Eltern bedenken, was sie realistischerweise begleiten und kontrollieren können.

Der Plan kann im Laufe der Zeit erweitert und verändert werden. Aufgaben, die über einen gewissen Zeitraum problemlos (je nach Kind ist dieser Zeitraum individuell verschieden) durchgeführt werden, werden aus dem Plan herausgenommen und nicht mehr belohnt. Dies kann entweder in Absprache mit dem Kind direkt erfolgen oder durch eine Art „Ausschleichen". Hierbei wird die Belohnung bei einem Erfüllen der Aufgabe allmählich gesenkt. Die Aufgaben sollten jedoch auch danach weiterhin beachtet und ausgeführt werden – sonst müssen sie wieder in das Belohnungssystem aufgenommen werden.

Die Belohnungen sollten sich auf der Ebene von gemeinsamen zusätzlichen Aktivitäten abspielen und so den Beziehungsaspekt betonen. Häufig ist die Beziehung zwischen den Kindern und den Eltern angespannt und beeinträchtigt. Ruhige, gemeinsame Zeiten und schöne Aktivitäten, die das Kind gerne mit den Eltern macht, können sich hier positiv auswirken.

Beispiele

- gemeinsam Schwimmen gehen
- zusammen ein Lagerfeuer machen
- eine zusätzliche Gute-Nacht-Geschichte erzählen
- ein Bilderbuch betrachten
- ein Gesellschaftsspiel spielen, das das Kind auswählt
- ein Eis essen gehen
- gemeinsam einen Kuchen backen oder einen Pudding zubereiten
- einen Einkaufsbummel machen

Materielle Belohnungen sollten niemals die Form von Kleinigkeiten übersteigen, z. B. eine neue Haarspange, ein Päckchen Sammelkarten. Sie sollten auch eher an zweiter Stelle der Belohnungen stehen und niemals in Form von Geld ausbezahlt werden.

Bei älteren Kindern und Jugendlichen können die Belohnungen umfangreicher ausfallen und – wenn es möglich ist – Bonuspunkte über einen längeren Zeitraum gesammelt werden.

Beispiele

- 200 Punkte stehen für den Besuch im Freizeitpark
- 200 Punkte stehen für ein besonderes Kleidungsstück
- 150 Punkte stehen für einen gemeinsamen Kinobesuch
- 200 Punkte stehen für den Besuch eines Fußballspiels mit den Eltern

Sehr günstig ist es, wenn die Belohnungen quasi selbstverständliche Aktivitäten im Alltag sind, z. B.: eine Gute-Nacht-Geschichte erzählen, ein Bilderbuch vorlesen, eine bestimmte Fernsehsendung sehen, ein Computerspiel spielen, Gameboy™ spielen. Für viele betroffene Kinder sind diese Aktivitäten selbstverständliche Alltagssituationen, die täglich eingefordert werden – hier können Eltern einhaken und Belohnungen zeitnah im Alltag erfolgen lassen.

Das kann auch deswegen günstig sein, da die betroffenen Kinder und Jugendliche häufig sehr viel Zeit vor dem Fernseher, mit dem Spielen an einer Konsole und mit Computerspielen verbringen. Das Bonuspunktesystem ist eine gute Methode, dem Kind diese erwünschte Aktivität zu gewähren und sie gleichzeitig zu begrenzen.

Je nach Alter und Anzahl der Aufgaben auf dem Plan wird der Wert eines Bonuspunktes in einen Zeitwert Fernsehschauen, Computerspiele spielen, mit dem Gameboy spielen usw. umgerechnet.

Beispiel Ein Bonuspunkt bedeutet z. B. 2 Minuten fernsehen bei maximal 5 erreichbaren Bonuspunkten.

Als Richtzeiten für Kinder bis zur weiterführenden Schule können folgende Angaben dienen:
- bis zum Alter von 3 Jahren: kein Fernsehen oder Spielen mit elektronischen Medien
- bis zum Schuleintritt: täglich 10 Minuten Fernsehen oder Spielen mit elektronischen Medien
- in der 4. Klasse: täglich 30 Minuten Fernsehen oder Spielen mit elektronischen Medien

Diese Richtzeiten sind offiziellen Empfehlungen entnommen und stimmen häufig nicht mit der Alltagswirklichkeit vieler Kinder überein.

Grundsätzlich kann man sagen: Je jünger das Kind, desto kürzer sollte es täglich fernsehen oder elektronische Spiele spielen. Die Sendungen und Spiele sollten von den Erwachsenen ausgewählt werden und für die Altersgruppe des Kindes geeignet sein.

Was muss beim Bonussystem unbedingt beachtet werden?
- Das erwünschte Verhalten wird positiv verstärkt.
- Pluspunkte und die erreichbare Belohnung müssen unbedingt schriftlich fixiert sein.
- Das Belohnungssystem muss einfach und gut überschaubar sein.
- Die Rückmeldung muss zeitnah, d. h. sofort erfolgen.
- Erarbeitete Punkte werden nicht mehr weggenommen.
- Die Belohnungen sollten eher nicht materieller Art sein.
- Bei der Belohnung steht der Beziehungsaspekt im Vordergrund.
- Selbstverständliche Aktivitäten, wie Fernsehen, PC-Spielen werden in das Belohnungssystem aufgenommen.
- Zunächst mit wenigen Aufgaben beginnen, später erhöhen.
- Das Ziel muss unbedingt erreichbar sein.

- Die Abrechnung der Punkte erfolgt zu Beginn täglich.
- Später wird der Abrechnungszeitraum verlängert.
- Aufgaben, die problemlos gelingen, werden aus dem Bewertungssystem gestrichen oder allmählich herausgenommen („Ausschleichen“).
- Pläne müssen auch am Wochenende und in den Ferien schriftlich geführt und ggf. an die schulfreie Zeit angepasst werden.

Gestaltung des Plans

Im Folgenden wird dargestellt, wie die Wochenpläne gestaltet werden können. Hierbei muss immer die individuelle Situation der Familie berücksichtigt werden.
Der Wochenplan, mit dem ein Kind arbeitet, umfasst immer alle Aspekte, in denen das Kind sich weiterentwickeln soll. Zum besseren Verständnis werden nun die einzelnen Bereiche, auf die sich die Planarbeit bezieht, nacheinander genannt:

- Tages- und Wochenablauf, tägliche Routinearbeiten
- Regeln
- Verhalten
- Hausaufgaben, Lernen

Kindergartenkinder, Vorschulkinder und Erstklässler erhalten einen **Plan mit Bildern.** Es bleibt der Familie überlassen, ob die Bilder gemalt, mithilfe eines Computerprogramms gestaltet oder Fotos genutzt werden (s. Abb. 4, S. 57, und Abb. 5, S. 58).
Schulkinder ab der zweiten Klasse erhalten einen **schriftlichen Plan,** da sie schon lesen können. Eine Kombination mit Bildern ist natürlich möglich.

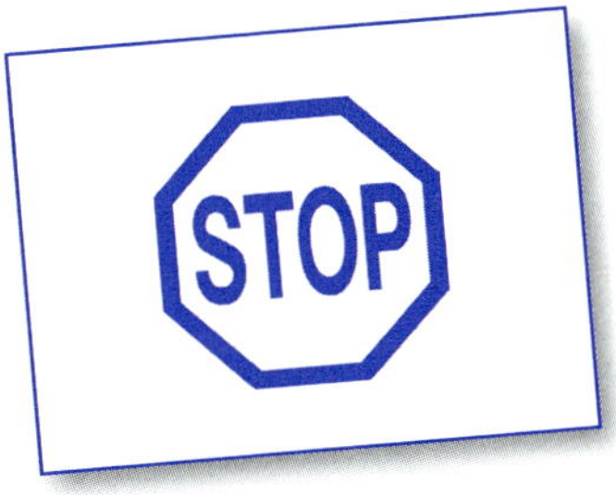

Abb. 3: Signalkarte

Eine Besonderheit stellen **Signalkarten** dar. Dies sind Karten mit nur einem Bild, welches das erwünschte Verhalten deutlich zeigt. Signalkarten können auch ein Stoppschild sein oder – wie beim Fußball – eine gelbe und rote Karte zur Warnung. Die Signalkarten eignen sich auch gut für den Einsatz im Kindergarten und in der Schule.

Hängen Sie den Plan **gut sichtbar** an einem leicht zugänglichen Platz auf, sodass Sie jederzeit Eintragungen machen können. Ihr Kind soll bei den Eintragungen dabei sein, damit es die Wertung nachvollziehen kann und seinen Punktestand kennt.
Am besten gelingt die Planarbeit, wenn der Plan so gestaltet ist, dass alle beteiligten Personen, die die Kinder betreuen, wie Mutter, Vater, Opa, Oma, sowohl die Aufgaben im Tagesverlauf

als auch die Konsequenzen klar erkennen können. Die Planarbeit läuft dann reibungslos, wenn keine zusätzlichen Erklärungen nötig sind. Dies wird auch dazu beitragen, dass keine Diskussionen entstehen oder sich Betreuungspersonen den Plan vom Kind erklären lassen, das ihn verständlicherweise häufig anders interpretieren wird als die Erwachsenen.
Nur wenn der Plan verständlich ist und auch verstanden wird, können sich alle an der Erziehung Beteiligten an die Planarbeit halten. Und das ist eine Voraussetzung für deren Gelingen.

Strukturplan

Er dient zur Strukturierung des **Tages- und Wochenablaufes** anhand eines festgelegten Zeitrasters. Eltern und Kindern gibt er klare, eindeutige, festgelegte und übersichtlich organisierte Rahmenbedingungen für den Tagesablauf sowie für das Erledigen der **täglichen Routinetätigkeiten,** wie waschen, anziehen, Zähne putzen, ins Bett gehen.
Der Zeitrahmen kann bei einigen Kindern grob angegeben werden, andere benötigen eine minutiöse Planung, die mit einem Kurzzeitwecker überwacht und signalisiert werden kann. Insbesondere Kinder/Jugendliche, bei denen sich die ADS/ADHS-Störung durch ein verträumtes Verhalten zeigt, benötigen diese **klaren kurzen Zeitangaben,** um ihr Zeitgefühl trainieren und der Realität angleichen zu können.

Regeln im Plan

Regeln sind für das Leben in einer sozialen Gemeinschaft unbedingt notwendig. Ebenso dienen diese als Voraussetzung zur Entwicklung der Grundarbeitsfähigkeiten.
Ohne Regeln läuft das Familienleben chaotisch und sehr nervenaufreibend ab. Für die Plan- und Strukturarbeit ist es wichtig, dass es **Familienregeln** gibt, die für die gesamte Familie gelten. Es sollten nicht zu viele Regeln benannt werden, damit alle sie sich merken können. Die Erfahrung zeigt, dass zu viele Regeln auch von den Erwachsenen nicht eingehalten werden können. Regeln, die individuell für das betroffene Kind festgelegt werden, müssen von diesem einhaltbar sein und von den Eltern kontrolliert werden können. Die Regel „Nicht mit dem Bruder streiten" ist z. B. nicht einhaltbar und letztlich auch nicht kontrollierbar und von daher unsinnig.
Zu den Regeln gehören auch Pflichten, die von den Familienmitgliedern als Beitrag für das Zusammenleben zu leisten sind.
Zu den täglichen Pflichten eines Kindes können entsprechend seinem Alter verschiedene Aufgaben gehören wie den Tisch decken oder abräumen, das Haustier füttern. Andere Pflichten müssen wöchentlich erledigt werden, z. B. Zimmer aufräumen, Glas in den Container bringen, Gehweg fegen.
Deshalb kann der Strukturplan durch Regeln und Pflichten ergänzt werden. Hierzu kann es auch gehören, die Anweisung mit aufzunehmen, dass Aufforderungen direkt nach dem ersten Mal ausgeführt werden sollen (s. „Goldene Regeln für Anweisungen", S. 48).

Planbeispiel für ein Kind im Kindergarten/in der 1. Klasse

	Bemerkung/ Konsequenz	Montag	Dienstag	Mittwoch	Donners-tag	Freitag	Samstag	Sonntag
Aufstehen, anziehen 10 Min.								
Frühstück 10 Min. sitzen bleiben								
Zähne putzen								
Schuhe, Jacke anziehen								
Freundliche Stimme								
Hören und sofort tun								

Bei _______ Smilies gibt es folgende Belohnung ________________________________.

Abb. 4: Planbeispiel für ein Kind im Kindergarten/in der 1. Klasse

Benjamin, 5. Klasse, Gymnasium

Uhrzeit	Aufgabe	Bemerkung	Mo	Di	Mi	Do	Fr	Sa	So
6.30	Nach dem Wecken sofort aufstehen		☺	—				später	später
6.30–6.40	Anziehen		☺	☺					
6.40–6.45	Ranzen packen		☺	☺				entfällt	entfällt
6.45–7.00	Essen – hierbei sitzen bleiben		☺	—					
7.00–7.10	Bad Gesicht waschen u. Zähne putzen		☺	—					
7.10–7.15	Bett machen		☺	—					
7.15–13.15	Pünktlich losgehen zur Schule		☺	☺				entfällt	entfällt
13.15	Pünktlich heimkommen von der Schule		☺	—					
13.20–13.25	Flasche und Vesperbox ausräumen		☺	☺					
13.25–13.35	Spülmaschine ausräumen		☺	—				entfällt	entfällt
13.35–13.40	Sprudel aus dem Keller holen		—	☺					
13.45–14.00	Essen – hierbei sitzen bleiben		☺	☺					
14.00–14.30	Pause								
14.00–16.30	**Hausaufgaben** 15 Min. arbeiten – dann 5 Min. Pause, mit Wecker kontrollieren								entfällt
	Hausaufgabenheft vorlegen – ist alles eingetragen?		☺	—					
	Sitzen bleiben bei den Hausaufgaben		☺	☺					
	Verständnis: Aufgabe erklären – kein Weinen – normale Stimme		☺	☺					
	Deutsch: abschreiben mit Lesepfeil		☺	☺					
	Deutsch: deutlich und langsam schreiben		☺	—					
	Mathematik: Aufgabe zuerst genau lesen		☺	—					
	Mathematik: Ziffern lesbar schreiben		☺	☺					
	Schreibtisch aufgeräumt		☺	—				entfällt	entfällt

Uhrzeit	Aufgabe	Bemerkung	Mo	Di	Mi	Do	Fr	Sa	So
16.30–18.30	Freunde/Freizeit			17.00 h Jugend-gruppe			17.00 h Sport		
18.30–18.45	Zimmer aufräumen		☺	—				entfällt	entfällt
18.45–19.00	Essen – hierbei sitzen bleiben		—	☺					
19.15–20.00	Bei 25 Punkten Fernsehen/PC			—					
20.00–20.10	Bad Zähne putzen, Gesicht waschen Duschen jeden 2. Tag		☺	☺					
20.15	Danach ins Bett gehen ohne Verhandeln		☺	☺					
20.30	Licht ausmachen ohne Verhandeln		☺	—					

Punktesystem: Benjamin kann an einem Schultag mindestens 25 Punkte erreichen oder mehr, die Punktezahl variiert nach Hausaufgabenmenge und Tagespflichten.
Bonuspunkte, die ab 20.00 Uhr zustande kommen, gelten schon für den folgenden Tag.
Da er auch seine eigenen Termine selbstständig wahrnehmen soll, stehen seine Hobbys/Termine auch auf dem Plan.

Regeln: Benjamin macht die Hausaufgaben von sich aus, ohne dass er daran erinnert wird.
Benjamin geht ins Bett, nachdem er ein Mal dazu aufgefordert wurde.
Er löscht das Licht, nachdem er ein Mal dazu aufgefordert wurde.

Belohnung: Bei Erreichen von 25 ☺ → 45 Minuten fernsehen oder PC spielen
Bei 125 ☺ → Benjamin kann sich am Wochenende eine Familienaktivität wünschen, z. B. ins Schwimmbad gehen, ins Kino gehen, ein Lagerfeuer machen.

Konsequenzen: Verweigerung der Hausaufgaben → Freizeitaktivität mit den Freunden entfällt.
Kein Sprudel geholt → Benjamin kann nur Leitungswasser trinken.

Abb. 5: Planbeispiel für ein Kind in der 5. Klasse des Gymnasiums

Verhaltensregeln

Um einen hilfreichen Umgang mit dem häufig impulsiven, nicht angepassten Verhalten des Kindes zu finden, werden auch Verhaltensregeln in den Plan mit aufgenommen.
Das erwünschte Verhalten wird klar und eindeutig benannt, die Formulierung sollte möglichst positiv sein und im Idealfall alternative Möglichkeiten anbieten.

Beispiele

- „Nicht kreischen, wenn du etwas möchtest."
- „Deinen Bruder nicht schlagen, hole mich."
- „Die Eltern nicht beschimpfen, rede mit ruhigem Tonfall."

Auf dem Plan sollten keine uneindeutigen Verhaltensbeschreibungen stehen, wie z. B. „lieb sein", „nicht streiten".
Anweisungen, die beschreiben, wie ein günstiges Verhalten aussieht, können ebenfalls im Plan aufgenommen werden.

Hausaufgaben im Plan

Die Lernsituation stellt für viele Kinder und Jugendliche mit einer ADS/ADHS-Störung häufig ein besonderes Problem dar. Wir können in diesem Ratgeber diese Situation nicht umfassend behandeln, jedoch Tipps geben, wie mithilfe der Plan- und Strukturarbeit hier eine Entlastung gelingen kann.

Beispiele

- Hausaufgaben zu einer bestimmten Uhrzeit erledigen lassen
- Regeln für die Hausaufgabensituation festlegen
- Festlegen, welche Lernhilfen eingesetzt werden können

Wichtig ist, dass mit der Schule geklärt wird, dass das betroffene Kind eine Hausaufgabenmenge zu erledigen hat, die es trotz seiner Erkrankung bewältigen kann.

Was passiert, wenn das Belohnen nicht ausreicht?

Leider genügt es nicht immer, das Verhalten nur über ein Belohnungssystem zu beeinflussen. Meist lebt das Kind schon so lange mit den problematischen Verhaltensweisen, dass es zunächst auf das Belohnungssystem nicht reagiert. In solchen Fällen wird festgelegt, welche Konsequenzen folgen, wenn das Kind das gewünschte Verhalten nicht zeigt.
Konsequenzen müssen immer in einem angemessenen Verhältnis zur Situation und zum Alter des Kindes stehen. Sie werden im Vorfeld mit dem Kind besprochen und dann in den Plan aufgenommen. Für das Kind sollte in jedem Fall klar sein, mit welchen Konsequenzen es rechnen muss. Konsequent zu sein sollte nicht damit verwechselt werden, zu drohen! Über die Planarbeit

sind Sie als Eltern und Ihr Handeln, bzw. die Konsequenzen jederzeit vorhersagbar für Ihr Kind. Ziel der Konsequenzen ist es, dem Kind eine deutliche Rückmeldung zu geben, wenn es problematische Verhaltensweisen zeigt. Wichtig ist, dass diese Rückmeldung ebenso wie das Lob möglichst sofort auf das Geschehen folgt. Hierdurch soll der Lernprozess unterstützt werden, sein Verhalten selbst zu kontrollieren. Dieser Lernprozess kann nur stattfinden, wenn durch die Rückmeldung nicht das Kind als Person gekränkt wird, sondern nur seine Verhaltensweise nicht akzeptiert wird. Es muss sich trotzdem geliebt und geschätzt fühlen.

Das Kind benötigt klare Konsequenzen, jedoch unbedingt auch das Gefühl, geschätzt und geliebt zu werden.

Generell ist es jedoch wesentlich besser, wenn eine Handlung statt eines langen Gesprächs zwischen Eltern und Kind auf ein problematisches Verhalten folgt. Dies bedeutet: Handeln statt Reden und Diskutieren!

Aus der Pädagogik kennt man verschiedene Vorgehensweisen, um Konsequenzen festzulegen:

1. Logische Konsequenzen

Dies sind Konsequenzen, die sich aus dem Problemverhalten ableiten lassen. Z. B.: Der verschüttete Tee wird selbst aufgewischt; der Schmutz der dreckigen Schuhe wird selbst entfernt; der Nachtisch wird abgedeckt, wenn das Kind nicht am Tisch sitzen bleibt; Freunde können erst kommen, wenn die Hausarbeiten erledigt sind.

2. Entzug von Vergünstigungen

Angenehme und erwünschte Tätigkeiten fallen aus, wenn das Kind problematisches Verhalten zeigt, z. B. darf es nicht fernsehen oder nicht am PC spielen, der Ausflug ins Schwimmbad wird gestrichen. Wichtig ist hierbei, dass nicht die über den Plan erarbeiteten Belohnungen gestrichen werden.

3. „Stiller Stuhl" oder Denkstuhl

Der „Stille Stuhl" stammt aus dem Erziehungskonzept Triple P (Markie-Dadds et al. 2010). Die Konsequenz soll da stattfinden, wo das ungünstige Verhalten aufgetreten ist.
Das Kind wird an einen ruhigen Platz gesetzt und man sagt ihm in einem kurzen Satz, was es nicht richtig gemacht hat. Für einen festgelegten Zeitraum, der sich stark am Alter des Kindes orientiert (je jünger – desto kürzer), sitzt es nun hier ruhig. Wichtig ist, dass es in dieser Zeit nicht angesprochen oder auf andere Weise beachtet wird. Es soll nicht der Eindruck beim Kind entstehen, dass das ungünstige Verhalten dazu führt, dass es mehr Beachtung erfährt. Dies könnte schon ein Blickkontakt bewirken.

Ziel ist es, dem Kind Gelegenheit zu geben, sich zu beruhigen und zu ordnen. Danach wird es in die Situation zurückgebracht und erhält nochmals die Gelegenheit, das zu machen, was ursprünglich geplant war.

4. Auszeit oder „Time out"

Gelingt es nicht, die Situation mithilfe des „Stillen Stuhls" zu klären, weil das Kind z. B. vom Stuhl aufsteht, kann die Konsequenz der „Auszeit" angewendet werden. Das Kind wird für eine festgelegte Zeit alleine in ein ruhiges Zimmer gebracht. Das geht nur in einem Raum, in dem das Kind nichts anstellen kann, was es selbst oder andere gefährdet. Auch die Ablenkungen sollten gering sein. Von daher eignet sich das Kinderzimmer meist nicht. Grundsätzlich gelten dann aber dieselben Regeln wie beim „Stillen Stuhl".
Ziel ist es auch hier, dem Kind die Gelegenheit zu geben, sich selbst zu beruhigen und zu sammeln. Sehr erregte Kinder können dazu schon eine gewisse Zeit brauchen. Dann gilt es für die Eltern, auch eine halbe Stunde Geschrei und Gestrampel auszuhalten, ohne auf das Kind zuzugehen. Das Kind soll erst wieder geholt werden, wenn es sich beruhigt hat. Beide Methoden wirken sicherlich nicht beim ersten Mal, auch hier gilt, diese Maßnahme mehrere Male konsequent durchzuführen, bis das Kind sein Verhalten ändern kann.

Ausführlich beschrieben sind der „Stille Stuhl" und die Auszeit im Erziehungskonzept von Triple P (Markie-Dadds et al. 2010).

Kann die Plan- und Strukturarbeit dem Kind schaden?

Nein! Im Gegenteil: Meist profitiert die ganze Familie von diesem System. Das hat verschiedene Gründe:

- Das betroffene Kind erhält nun immer eine **sofortige und klare Rückmeldung** auf sein Verhalten. Das benötigt es, um sein Verhalten ändern zu können.
- Die Reaktionen der Eltern auf problematisches Verhalten folgen nun einem bestimmten Konzept und bleiben immer gleich. Das bedeutet für das Kind, dass es sich auf das Elternverhalten einstellen kann, und die Eltern können auch in schwierigen Situationen ruhiger bleiben.
- Die Erziehungssituationen eskalieren nicht mehr regelmäßig und davon profitieren alle Beteiligten.
- Das hilft auch dem Kind zu lernen, sein eigenes Verhalten besser zu kontrollieren und nicht so häufig impulsiv zu reagieren.

Was zu beachten ist!

Die Gestaltung des Strukturplans ist immer individuell. Wichtig ist, dass der Plan übersichtlich bleibt und die Struktur des Tages, die Regeln und das erwünschte Verhalten sowie mögliche Belohnungen und Konsequenzen deutlich sind. Das hilft den betroffenen Kindern und Jugend-

lichen, denn ihre Erkrankung ist damit verbunden, dass sie in der Regel Informationen leichter über den Sehsinn als über den Hörsinn aufnehmen.
Es ist absolut notwendig, den Plan regelmäßig und schriftlich zu führen. Zu Beginn klappt es meist hervorragend, da der Reiz des Neuen ansteckend wirkt. Erfahrungsgemäß lässt dieser Effekt nach den ersten drei Wochen nach. Nun ist es ganz wichtig, dass die Eltern weiterhin konsequent auf die Durchführung der Planarbeit achten und nicht nachlässig werden. Denn nur so kann eine positive Entwicklung eintreten.
Die schriftliche Gestaltung hilft dabei, Diskussionen zu vermeiden, denn die Anforderungen, Regeln, Konsequenzen sind klar ersichtlich. Die Kinder haben bei der Ausgestaltung des Strukturplans kein Mitspracherecht. Sie sollten jedoch ihre Wünsche äußern, wenn es darum geht, Belohnungen festzulegen oder die häuslichen Pflichten in der Familie zu verteilen.
Auch am Wochenende und in den Ferien ist es wichtig, die Struktur aufrechtzuerhalten und einen leicht abgeänderten Ferienplan zu führen. Ferien ohne Plan und Struktur enden meist im Chaos und die Eltern sind dann froh, wenn der Alltag mit der Schule wieder beginnt.
Wenn das Kind mithilfe des Plans gelernt hat, bestimmte Alltagsaufgaben zu erledigen, werden diese aus dem Plan herausgenommen. Ziel ist es, den Plan nach und nach quasi überflüssig zu machen. Jugendliche können Teile der Planarbeit für sich selbst fortführen, wenn sie Aufgaben z. B. im Kalender, im Handy oder Palm aufnehmen und sich so organisieren. Dies ist dann auch eine gute Vorbereitung auf die Selbstorganisation im Erwachsenenalter.
Häufig ist es sinnvoll, auch für die Geschwister einen Plan aufzustellen, der dann individuell für dieses Kind gestaltet wird. Hierdurch wird verhindert, dass sich das betroffene Kind in einer Außenseiterposition befindet.

Damit die Plan- und Strukturarbeit gelingt, müssen sich alle an der Erziehung beteiligten Menschen an diesen halten und sich gut miteinander absprechen. Auch bei getrennt lebenden Elternteilen kann dies gelingen, wenn die Planarbeit in beiden elterlichen Wohnungen präsent ist.

Natürlich sollten auch die behandelnden Therapeuten und die Lehrer mit dem Konzept und dem Vorgehen vertraut sein. Am besten ist es, wenn die Eltern bei der Umsetzung der Plan- und Strukturarbeit von einem erfahrenen Therapeuten Unterstützung erhalten und begleitet werden. Es ist oft nicht leicht, die Plan- und Strukturarbeit konsequent umzusetzen, und es kann sehr entlastend sein, von Fachleuten den Rücken gestärkt zu bekommen, Rat und Unterstützung zu erhalten oder sich einfach mal auszusprechen.

Beispiele aus dem Alltag der Plan- und Strukturarbeit

Bei den nun kurz dargestellten Beispielen handelt es sich jeweils um Kinder, die entweder die Diagnose einer ADS/ADHS-Störung gestellt bekommen haben oder bei denen diese vermutet wird, aber z. B. aufgrund des Lebensalters noch nicht endgültig bestätigt werden konnte. Es handelt sich jeweils um die Beschreibung eines der vielen Alltagsprobleme, unter denen die Kinder und ihre Familien leiden, und den Umgang damit nach dem Konzept der Plan- und Strukturarbeit.

Uwe

Uwe, 5 Jahre alt, bleibt beim Spielen nicht im Garten, sondern läuft weg. Der Garten ist durch einen Zaun und ein Gartentor klar abgegrenzt. Die Mutter hat ihn mehrfach ermahnt, dass er nicht einfach weglaufen dürfe, und hat ihn daraufhin auch schon mal verboten, nach draußen zu gehen. Dennoch bleibt Uwe nicht im Garten. Die Mutter hat Angst, dass er ihr eines Tages entwischt und ihm dann ein Unfall passieren könnte.

→ Uwe erhält einen Plan mit Bildern. Das Weglaufen wird mit einem durchgestrichenen Schuh dargestellt. Die Eltern haben den Plan mit Uwe besprochen, ebenso die Konsequenz, dass er, wenn er den Garten ohne Erlaubnis verlässt, den Rest des Tages im Haus bleiben muss. Uwe beeindruckt dies sofort sehr und er verlässt den Garten seitdem nicht mehr.

Manuela

Manuela, 6 Jahre, gelingt es nicht, nach Aufforderung der Mutter ihre Schuhe anzuziehen. Stattdessen verweilt sie beim Spielen oder bleibt einfach sitzen und träumt. Die Mutter wiederholt mehrmals: „Manuela, ziehe bitte deine Schuhe an!" – ohne Erfolg.

→ Manuela bekommt die Anweisung der Mutter nicht mit, da sie von anderen Dingen abgelenkt ist.

→ Sie benötigt eine klare, direkte Anweisung. Die Mutter begibt sich auf Augenhöhe mit Manuela, fasst sie an den Schultern und blickt ihr in die Augen, dann folgt eine klare, einfache Anweisung: „Manuela, ziehe deine Schuhe an!" Damit die Mutter weiß, ob ihr Auftrag wahrgenommen und verstanden wurde, lässt sie Manuela den Auftrag wiederholen.

→ Manuela zieht ihre Schuhe nun ohne Verzögerung an, erhält sofort ein Lob und ein Smiley wird als Belohnung in den Plan gemalt.

Oliver

Oliver ist 8 Jahre alt und geht in die 3. Klasse. Seit er in der Schule ist, diskutiert er jeden Tag nach der Schule mit seiner Mutter, wann er mit den Hausaufgaben beginnen möchte. Die Mutter bittet ihn dann mehrmals, direkt anzufangen, da es schon 15.00 Uhr sei und er immer 2-3 Stunden für das Erledigen benötige. Oliver nörgelt und weint dann, daraufhin verliert die Mutter die Nerven und schreit ihn an. Bis er zu arbeiten beginnt, liegen die Nerven von Mutter und Sohn schon blank; diese Szenerie wiederholt sich jeden Nachmittag!

→ Oliver benötigt eine klare Vorgabe, wann er mit den Hausarbeiten beginnen soll. Die täglichen Diskussionen müssen beendet werden, da sie nicht zu einem Erfolg führen und er nach solch einem nervenaufreibenden Disput auch nicht mehr konzentriert arbeiten kann.
→ Auf dem Plan wird die Zeit festgelegt, wann Oliver mit den Hausaufgaben beginnen wird; z. B. nach dem Essen um 14.00 Uhr.
→ Schon der pünktliche Beginn wird mit einem Smiley honoriert.
→ Ebenso gibt es einen Smiley für „keine Diskussionen" / „kein Nörgeln".
→ Wenn die Hausaufgaben binnen 1,5 Stunden ohne Trödeln erledigt werden konnten, gibt es weitere 2 Smiley-Punkte.

Maximilian

Maximilian, 11 Jahre, zeigt in der Klasse und auch zu Hause häufig impulsive Verhaltensweisen, wenn er sich unter Druck fühlt. Er wird zunächst laut und beschimpft die anwesenden Mitmenschen und fängt dann an, um sich zu treten und zu schlagen.
Eltern, Lehrer und Therapeuten einigen sich darauf, ihm in der Schule immer eine Auszeit zu verordnen, wenn die Situation zu kippen droht.
Wenn Maximilian unruhig wird und anfängt, andere Kinder zu beschimpfen, geht der Lehrer zu ihm hin, legt seine Hände auf die Schultern des Kindes, blickt ihm in die Augen und fordert ihn auf, in das neben der Klasse liegende Lehrerzimmer zu gehen und eine Auszeit zu nehmen. Die anderen Lehrer sind von diesem Vorgehen informiert, haben ein Auge auf den Jungen, während er im Lehrerzimmer ist, nehmen jedoch keinen Kontakt auf. Nach etwa 10 Minuten holt der Klassenlehrer ihn wieder in die Klasse.
Da das impulsive Verhalten zurzeit noch fast täglich stattfindet, wird vereinbart, ihm im Anschluss an jede Schulstunde, die ohne Eskalation bleibt, jeweils 1 Smiley-Punkt als Belohnung zu geben. Diese nimmt Maximilian dann mit nach Hause und klebt sie mit der Mutter in den Plan. 1 Smiley-Punkt bedeutet, dass er 5 Minuten an einer Spielkonsole spielen darf. An einem Schultag von 6 Schulstunden kann er sich so maximal eine halbe Stunde Spielzeit an der Spielkonsole „erarbeiten".

Zum Abschluss

Eine ADS/ADHS-Störung betrifft niemals nur den erkrankten Menschen, sondern auch sein Umfeld: die Familienmitglieder, die Lehrer und Erzieher, die Freunde im Sportverein usw. Ein unterstützender Umgang mit dem betroffenen Kind oder Jugendlichen muss von daher immer vom gesamten Umfeld getragen werden. Dann stellen sich am ehesten Verhaltensänderungen ein und das Zusammenleben gelingt besser.

Kinder und Jugendliche mit einer ADS/ADHS-Störung werden zum überwiegenden Teil über die Verhaltensweisen wahrgenommen, die in der Gemeinschaft „stören" und auffallen. Darunter leiden die Kinder und Jugendlichen sehr, denn sie haben wie alle anderen Menschen den Wunsch, gemocht zu werden und Anerkennung zu finden. Viele der Betroffenen haben bemerkenswerte kreative Fähigkeiten, einen ungeheuren Einfallsreichtum und ein lebendiges Wesen.
Für Eltern ist es hilfreich, wenn sie sich immer wieder diese Seiten ihres Kindes vor Augen führen, damit der Blick nicht einseitig auf die Probleme fixiert ist und die Kinder auch mit ihren Fähigkeiten entsprechend gefördert werden.

Es ist gut, Folgendes nicht zu vergessen: Das Leben mit einem Kind, das von einer ADS/ADHS-Störung betroffen ist, verlangt von den Eltern und allen an der Erziehung beteiligten Menschen in der Regel vor allem Geduld – mit dem betroffenen Kind, aber auch mit sich selbst!

Literatur, Quellen und Links

Hinweis Diese Listen beinhalten nur einen Bruchteil der Literatur und der Links zum Thema ADS/ADHS-Störung!

Literatur- und Quellenverzeichnis

AWMF-Leitlinie „ADHS bei Kindern, Jugendlichen und Erwachsenen" Reg. Nr. 028-045 www.awmf.de

Aust-Claus E, Hammer PM. Das ADS-Buch. Ratingen: Oberstebrink-Verlag 2005

Aust-Claus E, Hammer PM. ADS-Topfit beim Lernen. Wiesbaden: OptiMind media 2007

Aust-Claus E, Hammer PM. ADS. Eltern als Coach. Wiesbaden: OptiMind media 2003

Barkley RA. Das große ADHS-Handbuch für Eltern. Bern: Huber-Verlag 2010

Becker H, Steding-Albrecht U. Ergotherapie im Arbeitsfeld Pädiatrie. Stuttgart: Thieme Verlag 2006

Bundesinstitut für Arzneimittel und Medizinprodukte (BfArM), Bundesinstitut für gesundheitlichen Verbraucherschutz und Veterinärmedizin (BgVV). Nahrungsergänzungsmittel aus AFA-Algen können keine medizinische Therapie ersetzen. Pressemitteilung 2002, http://www.bfarm.de/cln_043/nn_1043408/DE/Presse/mitteil2002/pm04-2002.html; 2006

Claus D, Aust-Claus E, Hammer PM. ADS. Das Erwachsenen-Buch. Ratingen: Oberstebrink Verlag 2005

Dilling H, Mombour W, Schmidt MH (Hrsg.) Internationale Klassifikation psychischer Störungen ICD-10 Kapitel V (F). Klinisch-diagnostische Leitlinien. Bern: Huber Verlag 2011

Döpfner M. Therapieprogramm für Kinder mit hyperkinetischem und oppositionellem Problemverhalten THOP. Weinheim: Psychologie Verlags Union 2013

Döpfner M, Frölich J, Lehmkuhl G. Hyperkinetische Störungen. Göttingen: Hogrefe-Verlag 2012

Döpfner M, Lehmkuhl G. DISYPS-KjJ. Bern: Huber-Verlag 2008

Goldstein S, Goldstein M. Managing Attention Deficit Hyperactivity Disorder. New York: Wiley-Verlag 1998

Hartmann T. ADHS als Chance begreifen. Lübeck: Schmidt-Römhild-Verlag 2004

Hoffmann H (1845). Der Struwwelpeter. Rastatt: Pabel-Moewig-Verlag 1992

Lehmkuhl G, Frölich J, Sevecke K, Döpfner M. Aufmerksamkeitsdefizit-/Hyperaktivitätsstörung im Kindes-, Jugend- und Erwachsenenalter. Bremen: Uni-Med-Verlag 2009

Jansen F, Streit U. Positiv lernen. Heidelberg: Springer 2008

Jansen F, Streit U. Erfolgreich erziehen: Kindergarten- und Schulkinder. Frankfurt/M.: Fischer Krüger 2010

Jensen PS et al. The MTA Cooperative Study, Archives of General Psychiatry 1999; 56:1073-1086

Markie-Dadds C, Sanders MR, Turner KMT. Das Triple P Elternarbeitsbuch. Münster: Verlag für Psychotherapie 2010

Neuhaus C. Das hyperaktive Kind und seine Probleme. Ravensburg: Ravensburger Verlag 2011

Ralph A, Sanders MR. Positive Erziehung für Eltern von Teenagern. Münster: Verlag für Psychotherapie 2006

Rothenberger A. Wissenschaftsgeschichte der ADHS. Darmstadt: Steinkopf-Verlag 2005

Sanders MR, Markie-Dadds C, Turner KMT. Positive Erziehung. Münster: Verlag für Psychotherapie 2009

Saß H, Wittchen HU, Zaudig M, Hoben I (Dt. Bearb.). Diagnostische Kriterien des Diagnostischen und Statistischen Manuals Psychiatrischer Störungen DSM-IV. Göttingen: Hogrefe-Verlag 2003

Schimantschek HF, Classen HG, Baerlocher K, Thöni H. Hypomagnesämie und Funktionell-neurovegetative Beschwerden bei Kindern: Eine Doppelblindstudie mit Magnesium-L-Aspartat-Hydrochlorid. In: Der Kinderarzt 28 (2), 196-203; 1997, Lübeck, hanseatisches Verlagskontor 1997

Simchen H. ADS – Unkonzentriert, verträumt, zu langsam und viele Fehler im Diktat. Stuttgart: Kohlhammer-Verlag 2012

Links

www.adhs.info → Internetseite des Zentralen ADHS-Netzes
www.adhs-deutschland.de → Internetseite der Elternselbsthilfe
www.ag-adhs.de → Internetseite der Arbeitsgemeinschaft ADHS des Berufsverbandes der Kinder- und Jugendärzte
www.bfarm.de → Bundesinstitut für Arzneimittel und Medizinprodukte
www.dgkjp.de → Internetseite des Berufsverbandes der Kinder- und Jugendpsychiater
www.dgpp.de → Internetseite der Deutschen Gesellschaft für Phoniatrie und Pädaudiologie
www.dve.info → Deutscher Verband der Ergotherapeuten e. V.
www.ergopraxis-bretten.de → Homepage der Autorin
www.kinderarzt-bretten.de → Homepage des Autors
www.triplep.de → Website des PAG Institut für Psychologie AG, deutscher Lizenznehmer für das australische Positiv Parenting Program, kurz Triple P oder auch Positives Erziehungsprogramm genannt